AF493646

TRAITÉ

THÉORIQUE ET PRATIQUE

DE LA SYPHILIS.

Paris, imprimerie de Cosson, rue du Four-Saint-Germain, 47.

TRAITÉ

THÉORIQUE ET PRATIQUE

DE

LA SYPHILIS;

PAR LE DOCTEUR

J. S. DE BARBE,

Ancien élève de *CULLERIER*

Ex-chirurgien en chef de l'hôpital des vénériens de Paris.

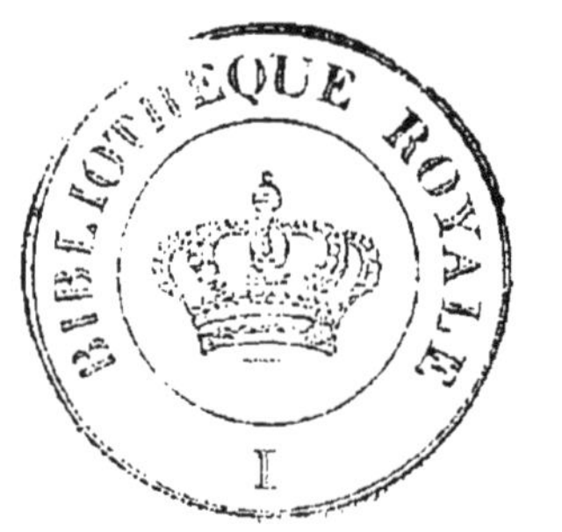

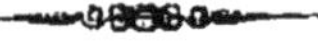

PARIS,

CHEZ LOUIS LECLÈRE, LIBRAIRE,

12, RUE DE L'ÉCOLE-DE-MÉDECINE.

1847.

TRAITÉ

THÉORIQUE ET PRATIQUE

DE

LA SYPHILIS

J. S. DE BARRES,

Ex-chirurgien en chef de l'hôpital des vénériens de Paris.

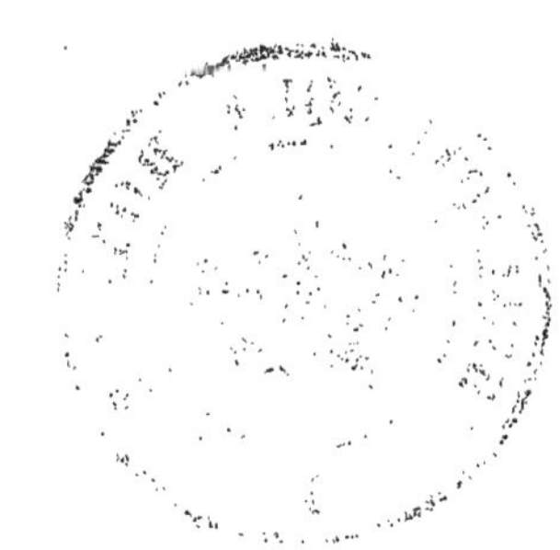

PARIS,

CHEZ LOUIS LECLERC, LIBRAIRE,

12, rue de l'École-de-Médecine.

1857.

INTRODUCTION.

> A quoi sert de connaître le siége du mal, si l'on ignore sa NATURE?

On peut, en écrivant, se proposer l'un ou l'autre de ces deux buts : ou de refaire la science sur d'autres bases en remplaçant les doctrines anciennes par de nouvelles que l'on croit mieux fondées et plus en rapport avec l'interprétation rigoureuse des faits ; ou de la compléter en ajoutant aux idées reçues celles qui sont leurs conséquences naturelles.

Dans le premier cas, on construit un édifice nouveau ;

Dans le second, on consolide l'édifice ancien.

Grâce aux labeurs de nos devanciers, la syphiliographie a aujourd'hui une doctrine presque achevée; il n'y avait donc pas à tenter une création pour le moins superflue. Cette tâche, nous le reconnaissons volontiers, eût été d'ailleurs au-dessus de nos forces.

Nous avons seulement fait tous nos efforts pour présenter, dans ce livre, un exposé succinct, quoique complet, des formes différentes que peuvent présenter les affections vénériennes.

Les descriptions que nous avons tracées de ces états si différents, si variés, quoique identiques par leur nature, ont été faites en quelque sorte au lit des malades, et d'après l'examen raisonné d'un grand nombre d'observations analogues.

C'est à l'hôpital des Vénériens de Paris et dans le service d'un praticien depuis longtemps versé dans l'étude des maladies syphilitiques, Cullerier, que nos recherches ont été entreprises et poursuivies avec patience sur un grand nombre de malades, hommes et femmes.

Nous n'avons pas dû nous borner à nos propres ressources, et nous sommes heureux de proclamer que nous avons aussi largement mis à contribution, toutes les fois que l'occasion s'en est présentée, la longue expérience et la pratique judicieuse du chirurgien en chef de l'hôpital du Midi.

Sous ce dernier rapport surtout, cet ouvrage ne manquera pas peut-être d'un certain intérêt, car il est le seul dans lequel on trouvera relatées en entier les idées de Cullerier sur les maladies vénériennes.

Des notes recueillies depuis longtemps, soit au lit du malade, soit aux leçons cliniques de cet habile professeur, ont été mises par nous à profit. Mais, quelle que soit l'autorité attachée à la parole du maître, nous n'avons pas voulu néanmoins entreprendre la publication de cet ouvrage avant d'avoir pu par nous-même mettre en pratique les enseignements qu'il renferme et contrôler en quelque sorte par l'expérience, *ce maître de tous les maîtres*, la valeur des idées que nous devions exposer.

Depuis que nous avons commencé ces premiers travaux, la science a sans doute fait quelques progrès incontestables. On verra que nous en avons tenu compte autant que possible, tout en conservant néanmoins à notre publication son cachet particulier.

Les idées nouvelles, grâce à la presse médicale, se répandent bien vite aujourd'hui ; mais la saine pratique ne puise pas toujours avec profit aux innovations. Les déceptions sont nombreuses au lit du malade, et mieux vaut une chose prouvée par l'expérience de tous que par celle trop souvent illusoire d'un seul. Aussi avons-nous fait tous nos efforts pour rester autant que possible dans le domaine de l'observation, abandonnant aux théoriciens par métier ce qui n'était pas de notre ressort.

Nous ajouterons, pour terminer, qu'à une époque comme la nôtre, où l'étude de la syphilis est devenue pour certaines gens matière à un commerce souvent scandaleux, lorsqu'on voit des charlatans éhontés prescrire indistinctement, dans toutes les formes diverses de la vérole, leur traitement prétendu spécifique; des homœopathes s'immiscer même dans cette spécialité en apportant leur contingent d'impudeur; chacun vantant à outrance ce qu'il appelle *ses moyens*, *ses remèdes* toujours sûrs, toujours infaillibles, il était bon de rappeler, dans un livre exclusivement scientifique, et les variétés nombreuses que présente la syphilis, et la thérapeutique qui est applicable à chacune d'elles.

---

médier ce qui n'était pas de notre ressort.

Nous ajouterons, pour terminer, qu'à une époque comme la nôtre, où l'étude de la syphilis est devenue pour certaines gens matière à un commerce souvent scandaleux, lorsqu'on voit des charlatans éhontés prescrire indistinctement, dans toutes les formes diverses de la vérole, leur traitement prétendu spécifique; des homœopathes s'immiscer même dans cette spécialité en apportant leur contingent d'impudeur; chacun vantant à outrance ce qu'il appelle ses *dépuratifs*, ses *remèdes* toujours sûrs, toujours infaillibles, il était bon de rappeler, dans un livre exclusivement scientifique, et les variétés nombreuses que présente la syphilis, et la thérapeutique qui est applicable à chacune d'elles.

TRAITÉ

THÉORIQUE ET PRATIQUE

DE LA SYPHILIS.

CONSIDÉRATIONS GÉNÉRALES.

Des auteurs ont défini la syphilis : *une maladie contagieuse gagnée dans l'acte du coït.* Quoique les rapports sexuels soient, en effet, la voie la plus ordinaire par laquelle cette affection se communique, un baiser sur la bouche, l'allaitement, la transmission héréditaire, l'inoculation, etc., etc., peuvent produire le même résultat.

D'autres écrivains ont dit : *La syphilis est une maladie contagieuse qui attaque les parties génitales.* » Or, ces dernières n'en sont pas toujours le siége primitif; car toutes les parties du corps peuvent en être affectées.

Je crois qu'il est difficile de donner de cette maladie une définition logique : pour s'en faire une juste idée il est nécessaire de la décrire.

La syphilis a porté différents noms, dont on peut voir l'énumération dans Astruc.

Les Français se sont aperçus de cette affection lors de la conquête du royaume de Naples, sous Charles VIII : ils l'ont nommée *mal napolitain*. Les Napolitains au contraire croyaient l'avoir contractée depuis cette invasion : ils l'ont appelée *mal français* ; les Espagnols lui ont donné le même nom.

Gaspard Torella lui a imposé celui de *mal d'Auvergne*.

L'opinion qui domine le plus est que cette affection nous vient d'Amérique ; aussi a-t-elle reçu le nom de *mal américain*.

Les pustules qui l'accompagnent quelquefois lui ont fait donner le nom de *vérole*, par la ressemblance qu'on a cru leur trouver avec la variole, dont on la distingue par le surnom de *grosse vérole*. C'est ainsi qu'on la trouve désignée dans les actes du parlement de Paris.

Fracastor l'a décrite dans son poème latin

sous le nom de *syphilis*, à cause du berger Syphile, qu'il feint avoir été atteint de cette maladie pour avoir offensé les dieux. C'est aussi le nom que je lui donnerai dans cet ouvrage.

Enfin Jean Fernel l'a appelée *mal vénérien*, nom sous lequel elle est vulgairement connue de nos jours.

Lorsque M. le docteur Caffe était interne, en 1829, à l'hôpital des vénériens de Paris, il proposa, dans une série de travaux publiés sur ces affections, de consacrer le mot de *maladie vénérienne* aux altérations des organes génitaux qui ne supposaient l'existence d'aucun virus (elles sont heureusement nombreuses), mais qui sont une conséquence de l'*acte vénérien*; tandis que la dénomination de *maladie syphilitique* resterait réservée à toute maladie contagieuse suite de rapports de sexe.

Cette rigueur rétablie dans les expressions lèverait alors les doutes qui existent pour beaucoup de bons esprits sur l'existence ou la non-existence de la maladie syphilitique chez les peuples de l'antiquité, entre autres chez les Romains. Le poète Martial parle souvent de marisques, de végétations, de rhagades, etc., et l'on sait que les végétations sont fréquentes chez les femmes pendant la grossesse, et que les rhagades à l'anus sont souvent une conséquence de la pédérastie : or, ces affections, ainsi que plusieurs variétés de blennorrhagies, n'impliquent pas, dans la plus grande majorité des cas, la présence d'un virus quelconque, et dès lors ne donnent pas lieu à des accidents syphilitiques secondaires et tertiaires. Déjà quelques auteurs modernes étrangers ont adopté la dénomination précisée par M. Caffe, ce qui n'est qu'un sage souvenir de l'avertissement donné par Quintilien : *Si pereunt nomina, periit et cognitio rerum.*

Les symptômes de cette maladie sont très variés. Avant de les exposer dans un ordre méthodique, il est bon de connaître leurs noms respectifs.

1° Quand il existe dans l'urèthre chez l'homme et dans le vagin chez la femme une surface enflammée, même légèrement excoriée, l'écoulement qui l'accompagne ordinairement a reçu le nom de *gonorrhée;* expression fausse, puisqu'elle tendrait à faire croire que c'est la matière spermatique qui coule. Le nom de *blennorrhagie*, donné dans ces derniers temps, lui convient beaucoup mieux. Le public l'appelle *chaudepisse*, nom assez juste à cause des douleurs brûlantes que les malades éprouvent en urinant.

2° Lorsque les parties génitales ou les surfaces muqueuses offrent des solutions de continuité, on leur a donné le nom assez impropre de *chancres*. Celui d'*ulcères vénériens* serait préférable.

3° Quand la peau présente un développement particulier, avec ou sans écoulement de matière, ce symptôme a reçu le nom de *syphilide*, auquel on ajoute une épithète suivant la forme qu'elle offre. Exemple : syphilide pustuleuse, dartreuse.

4° Les vaisseaux cutanés sont-ils développés, le nom donné à ce phenomène varie suivant la ressemblance qu'on a cru lui trouver avec d'autres objets : de là les dénominations de *verrues*, de *poireaux*, de *choux-fleurs*, etc.

5° Si c'est le système glandulaire, lymphatique de l'aine de l'aisselle qui est affecté, la maladie prend le nom de *bubon vénérien*.

Le public l'appelle très improprement *poulain*, parce que la démarche de ceux qui les portent à l'aine ressemble, dit-on, à celle d'un cheval qui n'a point encore pris son allure.

6° Si l'affection a lieu sur les articulations, suivant sa nature, les symptômes portent différents noms. On les appelle *nodus*, *tophus*, etc.

7° Quand les os sont malades, s'il y a des tumeurs, ce sont des *périostoses* ou des *exostoses vénériennes*.

8° S'il y a ulcération des os, c'est la *carie*.

9° S'il y a mort partielle, c'est la *nécrose*.

10° S'il n'y a que des douleurs, on les appelle *vénériennes*, *profondes* ou *ostéocopes*.

11° Le bruit qui a lieu dans les oreilles s'appelle *tintement*.

12° La chute des cheveux et poils se nomme *alopécie* et *pédale*.

Enfin celle des ongles, *onglade* : on ajoute à tous ces noms celui de *vénérien*.

La maladie vénérienne ne s'est pas montrée dès son origine avec tous les symptômes que nous venons d'énumérer. D'abord elle s'est manifestée par des pustules sur les différentes parties du corps et dont la description se trouve dans les premiers auteurs.

Leoniceus a observé que ces pustules étaient accompagnées de douleurs profondes, dont l'intensité était d'autant plus grande que le nombre des pustules était moindre, et *vice versâ*.

L'expérience n'a pas toujours constaté cette observation. Le traité que cet auteur a publié est destiné presque en entier à vérifier si elle n'est qu'une modification des autres affections cutanées, ou bien si c'est une maladie nouvelle; et il s'est déclaré pour cette dernière opinion.

A la même époque, Coradin Celanis a avancé qu'elle se gagnait par contagion.

En 1498, Sébastien Aquilano n'a pas décrit d'autres symptômes que ceux donnés par ses prédécesseurs; mais il s'est attaché à prouver que ce n'était qu'une modification des maladies cutanées antérieures.

En 1514, Jean de Vigo distingue plusieurs espèces de pustules dont la différence lui paraît tenir à la variété des tempéraments; il a parlé également des douleurs ostéocopes, du spina ventosa, des exostoses, du raccourcissement des muscles, etc.

Quelque temps après, un autre auteur signala une affection qui avait lieu à l'entrée de l'urèthre, que l'on doit regarder comme un ulcère vénérien et non comme la blennorrhagie, car les auteurs qui ont suivi n'en ont point fait mention.

En 1518, Magnard a observé plusieurs fois l'altération des cartilages du larynx, suite fréquente des ulcères longtemps conservés ou mal traités, lesquels, après avoir détruit toutes les parties molles, se portent sur les parties solides, osseuses ou cartilagineuses qui en étaient recouvertes.

En 1530, Fracastor, poète médecin, a ajouté aux symptômes connus l'extinction de voix, l'enrouement et l'ophthalmie, qui n'avaient point encore été décrits; il parle ensuite d'ulcères qui rongeaient l'aine, mais nullement des tumeurs qui y forment des bubons.

En 1532, Nicolas Massa décrivit les tumeurs avec beaucoup de détails et dans leurs divers périodes; mais, comme il les croyait consécutives à une affection du foie, dont il regardait l'aine comme l'émonctoire, il a posé pour principe, ainsi que beaucoup de ceux qui lui ont succédé, qu'il fallait faire suppurer les bubons pour évacuer la matière nuisible; mais, comme nous le verrons dans la suite, cette opinion n'est pas soutenable, et, autant qu'on le peut, il faut procurer la résolution de ces tumeurs dès leur origine.

En 1538, Alphonse Ferri décrivit, à Naples,

tous les symptômes précédents, en y ajoutant l'alopécie.

En 1540, Antoine Le Coeq n'a donné aucun symptôme nouveau, mais il a fixé l'attention par sa description détaillée du bubon auquel il donne le nom de *poulain.*

En 1551, Antoine Mussa Brassavole traite de la blennorrhagie, qu'il décrit avec beaucoup de détails; mais il méconnaît la nature de l'écoulement en le regardant comme de la semence; il en distingue trois espèces : 1° l'écoulement non contagieux, 2° l'écoulement sui generis, 3° l'écoulement contagieux.

En 1552 parut le traité de Jean Fernel, qui donna la description de tous les symptômes alors connus de la maladie vénérienne, mais, qui, ne pouvant pas croire que les testicules pussent fournir une aussi grande quantité de semence, se crut autorisé à faire venir des reins la matière de l'écoulement qui se portait dans la vessie au moyen des urétères et était ensuite portée au dehors par l'urèthre.

Après lui, Concitanus a parlé du bruit des oreilles, que l'on a nommé suivant sa ressemblance à des sons connus. Ainsi on l'appelle *tintement*, *tambour*, *sifflement*. Il est assez rare qu'on l'observe pendant la maladie ; mais il provient de la destruction du voile du palais et de la trompe d'Eustachi; la preuve, c'est qu'on y remédie en plaçant un obturateur.

En 1611, Guillaumet décrivit la syphilis sous le nom de *cristalline*, laquelle consistait dans une affection de l'anus; mais, soit que cette affection ait été gagnée par l'introduction de la verge dans le rectum, soit qu'elle y ait été portée par les progrès du mal, c'est toujours la maladie vénérienne: on appelle seulement cristalline ces engorgements lymphatiques qui ont lieu quelquefois dans l'épaisseur des téguments du rectum avec écoulement dans ces parties.

Telle est l'histoire des symptômes de la maladie vénérienne, lesquels, comme on le voit, ne se sont pas déclarés tous à la fois, mais ont été observés dans un ordre successif. On ignore cependant l'époque précise où l'on a parlé de la carie et de la nécrose; on sait seulement que Jean de Vigo avait déjà fait mention des exostoses.

Pour compléter l'histoire de la maladie vénérienne, nous allons chercher à résoudre les trois questions suivantes :

1° La syphilis n'est-elle qu'une modification des maladies cutanées antérieures?

2° Est-elle une maladie nouvelle?

3° Quelle est sa cause? Est-elle spontanée?

4° Enfin vient-elle d'Amérique?

Il est très difficile de répondre à la première question d'une manière précise. Si l'on compare différents symptômes qui accompagnent la maladie vénérienne, comme la blennorrhagie, les bubons, etc., avec ceux des maladies cutanées, on ne trouvera aucun point de ressemblance; mais si l'on met en parallèle les dartres rongeantes, par exemple, avec les pustules vénériennes qui s'agrandissent d'un côté à mesure qu'elles se cicatrisent de l'autre, on verra quelques points d'analogie qui pourraient faire regarder la vérole comme une modification des maladies cutanées antérieures. Ce qui augmente encore l'embarras dans lequel se trouvent les praticiens, c'est que les premiers auteurs qui ont parlé de cette maladie ont été également partagés d'opinion : les uns la regardent comme une maladie nouvelle, les autres, au contraire, comme une modification de différentes affections, telles que la lèpre, les dartres, l'éléphantiasis, l'yaws. Ce qui a porté beaucoup de personnes à adopter cette dernière opinion, c'est que la lèpre, qui était autrefois si fréquente qu'on était obligé d'établir des *léproseries*, est devenue beaucoup plus rare à mesure que la maladie vénérienne s'est propagée. A peine aujourd'hui en trouve-t-on quelques exemples dans le cours d'une longue pratique. Au reste, malgré cette observation, on ne pourra jamais résoudre d'une manière satisfaisante la question dont il s'agit. Abordons la seconde.

Plusieurs auteurs ont regardé la maladie vénérienne comme une affection née spontanément : les uns la font dépendre de l'influence des astres (car il a été un temps où l'astrologie était la science universelle et avait l'avantage de régler toutes les actions et toutes les opinions) ; d'autres l'ont attribuée à une punition du ciel. Ceux-ci ont cru, à cause de la guerre qui s'était déclarée entre la France et les Espagnols, que ces derniers avaient empoisonné l'eau des puits et le pain destinés aux Français, et que de là était venue cette terrible maladie. Il en est qui l'ont attribuée à ce que l'on avait fait manger de la chair humaine aux soldats français. Fioraventi, grand fauteur de cette opinion, s'appuyait de l'exemple des animaux qu'il disait éprouver des symptômes analogues quand on les nourissait de la chair de leurs semblables ; mais des expériences réitérées ont prouvé évidemment que cette assertion était fausse et le fait controuvé. Certains auteurs la font venir d'un officier français qui eut commerce avec une femme de Prusse. Mussa Brassavole l'attribue à la cohabitation d'un homme sain avec une femme attaquée d'un cancer à l'utérus. Vanhelmont la fait dépendre du crime de bestialité, c'est-à-dire du commerce d'un homme avec une jument. Mais toutes ces allégations, produit de l'imagination, ne sont fondées sur rien, et la plupart des raisons qu'on apporte à leur appui sont futiles et même absurdes. Il est des auteurs qui attribuent son apparition aux grandes émanations qui eurent lieu dans ce temps à la suite de pluies très fortes, et ils y furent conduits par l'analogie avec les maladies épidémiques qui en sont souvent le résultat. Mais alors comment expliquer la faculté de se transmettre par contagion ? Cette opinion, quoique moins ridicule que les autres, n'en est pas moins fausse.

La maladie vénérienne vient-elle d'Amérique? Cette opinion a eu un grand nombre de partisans et de détracteurs. Ce point est réellement difficile à éclaircir, et, lorsqu'on fait bien attention aux circonstances, on trouve beaucoup plus de raisons contre que pour l'affirmative.

Quoiqu'on se soit aperçu de cette maladie à peu près à l'époque de la découverte de l'Amérique, néanmoins il est bon de remonter aux premiers jours de son apparition : l'affection vénérienne s'est montrée pour la première fois au commencement de l'année 1494, ce qui est démontré par un arrêt du parlement de Paris de l'année 1496, qui porte qu'une maladie a paru depuis deux ans. Or, Christophe Colomb est parti du port de Palos le 3 août 1490 et est rentré de son premier voyage le 13 mars 1493. Il partit ensuite le 25 septembre de la même année et revint encore en 1496 avec son équipage, à l'exception de quelques-uns de ses gens qui l'avaient précédé de quelques mois (cinq ou six). Si Colomb, revenant de son premier voyage en 1493, eût apporté la maladie vénérienne, il en aurait sans doute laissé des traces partout où il aurait passé et séjourné. Ayant été battu par la tempête, il fut obligé de s'arrêter sept jours à l'embouchure du Tage, en Portugal, pour y réparer ses vaisseaux. Or, pendant ce séjour, ses compagnons auraient sans doute répandu la maladie vénérienne, et personne n'a dit encore qu'elle ait commencé dans cet endroit. Il s'arrêta ensuite pendant huit ou neuf jours à Lisbonne; ses compagnons s'y livrèrent à tous les plaisirs imaginables, et il est même probable que la curiosité a porté les habitantes de Lisbonne à avoir des communications fréquentes avec les Américains qui se trouvaient dans les vaisseaux. Eh bien, personne n'a encore dit que la maladie vénérienne se soit montrée à Lisbonne à cette époque. Colomb se rendit ensuite à Séville; de là il écrivit au roi Ferdinand qui était alors à Barcelone. La distance et le mauvais état des routes durent sans doute exiger un temps assez long pour obtenir la réponse du roi, et l'on pense bien que le commerce des navigateurs avec les habitantes de la ville fut très fréquent et très intime, puisque depuis longtemps les matelots vivaient dans la continence. Personne encore n'a avancé que la syphilis ait commencé à Séville. Enfin Christophe Colomb parcourut toute l'Espagne, se rendit ensuite à Barcelone, suivi de plusieurs compagnons de voyage qui sur leur passage étaient fêtés par les Espagnoles, et il n'y a qu'un seul auteur qui, cinquante ans après, ait publié que la maladie vénérienne avait paru pour la première fois à Barcelone; mais son assertion n'est fondée sur aucun mémoire; et, comme les historiens les plus minutieux du temps se taisent sur ce sujet, il est impossible d'y ajouter foi et de croire que l'équipage du navigateur ait été infecté. Il est donc bien évident que Christophe Colomb n'apporta pas la maladie vénérienne dans son premier voyage.

On a voulu alléguer son second voyage; mais ici les objections sont encore plus fortes; car, comme nous l'avons dit, la syphilis parut en 1494, et Christophe Colomb ne fut de retour qu'en 1496, et quelques-uns de ses officiers, qui l'avaient quitté, n'arrivèrent que quelques mois avant lui, en 1495.

Ce qui a fait penser que la vérole venait de l'Amérique, c'est qu'on ne l'a connue en Europe qu'à l'époque à peu près de la découverte de ce nouveau monde, où elle est endémique, mais beaucoup moins dangereuse à cause de la chaleur du climat. C'est ainsi qu'en Italie elle est bien moins grave qu'en France, et en

France encore moins que dans les pays septentrionaux. En résumé, il y a donc beaucoup d'incertitude sur la véritable origine de cette affreuse maladie. D'après ces détails, l'on peut être autorisé à croire qu'elle ne nous vient pas d'Amérique. D'ailleurs cette connaissance est de pure curiosité et ne fournit aucune indication curative.

DES ULCÈRES VÉNÉRIENS.

Les solutions de continuité de nos organes, qui se manifestent après un contact ou un commerce impur, ont été appelées *chancres*, parce que celles qui sont douloureuses et enflammées font des progrès rapides et s'étendent, soit en profondeur, soit en surface. Mais, comme cette dénomination pourrait les faire confondre avec les chancres ordinaires, ct quc d'ailleurs toutes ces solutions de continuité ne présentent pas le caractère que nous venons d'indiquer, nous préférons les nommer *ulcères vénériens*.

On divise ces ulcères en primitifs et en consécutifs : ils sont primitifs quand ils viennent peu de temps après la contagion, comme trois, huit, quinze jours, un mois ; ils sont consécutifs, au contraire, lorsqu'ils surviennent longtemps après un contact impur, qu'ils attaquent des parties qui n'y ont point été exposées ; quelquefois, après que les parties génitales ont été le siége de symptômes primitifs, on voit des chancres se manifester aux lèvres, au palais, sur les parois de la bouche et sur les amygdales.

On divise encore les ulcères vénériens en bénins et en malins : les premiers ne sont accompagnés ni de rougeur ni de douleur, le malade ne s'aperçoit de leur existence que par la vue; les seconds sont accompagnés de douleurs vives, d'inflammation intense, ils font des progrès rapides jusqu'à ce qu'on leur oppose un traitement convenable. Les ulcères vénériens malins ont encore été distingués en inflammatoires et en douloureux ; mais souvent ces deux phénomènes existent à la fois; dans d'autres circonstances, au contraire, la douleur existe sans l'inflammation, ou celle-ci sans la douleur. Il y a des ulcères vénériens qui, par rapport à leur marche, ont été distingués en stationnaires et en rongeants : les premiers ne prennent point d'accroissement, ils conservent pendant très longtemps les mêmes dimensions; les seconds s'étendent continuellement dans les parties qui en sont le siége; alors ils agissent de deux manières : les uns pénètrent profondément dans l'épaisseur de l'organe qu'ils affectent; les autres parcourent successivement tous les points et voyagent en quelque sorte à la surface du corps. Sous le rapport de leur situation, les ulcères vénériens offrent également des différences marquées : il n'est aucun point dans toute la surface du corps qui ne puisse en devenir le siége; mais toutes les parties n'y sont pas également exposées. Celles où on rencontre presque toujours les ulcères primitifs, chez l'homme, sont le prépuce, le gland, la peau de la verge; chez la femme, l'entrée du vagin, la face interne des grandes lèvres, et dans l'un et l'autre sexe, à la suite d'un commerce impur, au pourtour de l'anus; ils s'enfoncent dans les espèces de rides ou sillons qui environnent son orifice externe; alors ils prennent le nom de *rhagades*. Le scrotum, la face externe des grandes lèvres chez la femme, et dans les deux sexes la partie supérieure interne des cuisses, l'ombilic, en offrent quelquefois des exemples.

Les parties qui après les surfaces humides des organes génitaux en sont le plus souvent le siége sont les lèvres, la bouche et les organes qu'elle renferme; ils peuvent y être ou primitifs, ou consécutifs : les premiers dépendent d'un contact impur, soit dans les baisers lascifs, soit dans l'allaitement; les seconds s'observent lorsque les parties génitales ont été le siége de symptômes primitifs, et se montrent après leur disparition.

Les fosses nasales, les yeux et les différentes parties qui les composent, peuvent encore devenir le siége de ces ulcères chez les enfants qui naissent d'une mère infectée; il n'est pas rare de voir l'organe de la vue attaqué d'ulcères primitifs, gagnés au passage de la tête au travers des parties malades. Les autres parties de la surface du corps peuvent aussi devenir le siége d'ulcères vénériens, qui y sont toujours consécutifs, à cause de l'épaisseur de la peau et de l'épiderme qui la recouvre, à moins qu'auparavant il n'y ait altération de ces mêmes parties. Enfin des femmes, en donnant leur sein à un enfant atteint d'ulcères à la bouche, sont exposées à contracter cette affection par la muqueuse des mamelles.

La cause des ulcères vénériens dont nous parlons est sans doute *le virus* vénérien; mais il est souvent difficile de distinguer les effets produits par d'autres causes, et qui portent leur action sur les parties que nous venons de nommer. C'est ainsi que le virus psorique, en se fixant sur les organes génitaux, y détermine une irritation qui porte les malades à se gratter continuellement, ce qui occasionne quelquefois la formation d'ulcères semblables à ceux que produit le vice vénérien; c'est ainsi que le vice dartreux produit les mêmes phénomènes et les mêmes résultats. Alors il est facile de les confondre avec ceux qui sont de nature vénérienne, et, dans le cas où cette méprise a lieu, on gorge inutilement le malade de remèdes antisyphilitiques.

Il se forme encore dans les parties génitales des déchirures, soit dans l'accouchement, soit dans l'acte du coït avec un pénis trop volumineux; un ulcère en est bientôt la suite, surtout si la matière âcre des flueurs blanches les mouille continuellement. Ce cas mérite beaucoup d'attention, surtout dans le crime de viol : en effet, s'il y a déchirure produite par la disproportion des organes, et si on regarde ces déchirures comme des ulcères vénériens, le coupable qui n'aura point de syphilis trouvera sa défense dans un rapport qui devait servir à sa condamnation; car il est impossible, dira-t-il, qu'un homme communique la maladie vénérienne s'il n'en est infecté. La malpropreté peut encore produire des solutions de continuité qui simulent parfaitement la syphilis. L'humeur sébacée sécrétée par les glandes du même nom séjourne sur les parties, y détermine une inflammation par la propriété stimulante qu'elle acquiert, et donne lieu à des gonflements inflammatoires qui se terminent par des ulcérations; on les reconnaît alors à la malpropreté du sujet et aux signes commémoratifs, ainsi qu'à leur prompte disparition par les seuls soins de propreté. Certaines personnes même, pour trouver un prétexte à entrer dans un hôpital, font naître des ulcères soit au moyen des cantharides, soit à l'aide des caustiques. Si elles se pressent trop de faire voir leur maladie, on s'aperçoit aisément de la fraude; car dans le premier cas il y a encore une portion de l'épiderme autour de l'ulcère, qui s'enlève, et dans le second on aperçoit encore des portions de l'eschare primitive. Mais s'il y a déjà quelque temps que ces ulcères existent, on peut d'abord les confondre très aisément avec ceux de nature vénérienne; ce n'est alors qu'au bout de quelques jours qu'on peut les distinguer, principalement à leur prompte guérison sans remèdes mercuriaux. Pour ne pas s'exposer à l'erreur, le médecin doit prendre de la liqueur fournie par l'ulcération ou l'écoulement, *l'inoculer* sur la cuisse de l'individu; s'il obtient, au bout de huit jours, un ulcère, il peut conclure qu'il existe un virus syphilitique.

Le pronostic de ces ulcères varie suivant leurs différentes espèces et les parties qu'ils attaquent : c'est pourquoi on ne peut guère l'établir d'une manière générale. Quand on s'est exposé à l'infection vénérienne et que le virus a pénétré dans l'économie, les parties qui ont éprouvé le contact sont ordinairement les premières affectées. Mais l'époque de la première apparition des symptômes est sujette à des variations : tantôt c'est au bout de huit jours, tantôt à une distance moins considérable, ou plus éloignée, comme un mois, un mois et demi.

Quoi qu'il en soit, à l'époque de la première apparition le malade ressent une démangeaison plus ou moins inquiétante dans la partie même qui en doit être le siége. Bientôt on voit s'y former un petit bouton blanchâtre contenant une liqueur d'une couleur analogue; enfin son ouverture laisse voir la solution de continuité.

C'est alors que l'ulcère vénérien se présente sous les variétés nombreuses que nous avons exposées plus haut. La douleur qui l'accompagne quelquefois augmente à mesure qu'il fait des progrès, et devient souvent si intense que le malade peut à peine la supporter. Quand l'ulcère est situé sur des parties libres et mobiles, ses progrès ne s'étendent pas plus loin; mais lorsqu'il se trouve placé sur des organes voisins ou recouverts d'autres parties exposées à leur influence, l'ulcère les attaque alors; c'est ainsi qu'on voit ceux de la face interne du prépuce se propager au gland que cette enveloppe recouvre et en détruire une partie plus ou moins considérable. Lorsque ces symptômes sont parfaitement connus, et que d'ailleurs ils sont portés à un assez haut degré, il ne reste plus aucun doute sur la nature du mal, et l'on doit avoir recours au traitement qui lui convient.

Le traitement des ulcères vénériens doit être général et local : il est général quand les remèdes antivénériens parviennent à l'ulcère au moyen de la circulation; au contraire il est local lorsqu'on applique directement les médicaments sur la solution de continuité. Le premier peut encore être divisé en traitement antisyphilitique proprement dit, et en traitement dirigé seulement contre les accidents qui compliquent la maladie ; celui-ci se compose des relâchants, comme la saignée, le repos, le régime, etc.

TRAITEMENT GÉNÉRAL.

Déjà le mercure était employé dans les maladies cutanées ; ce ne fut donc que par analogie qu'on le mit également en usage pour la curation de la maladie vénérienne qui, comme nous l'avons dit, se manifeste quelquefois par des pustules à la surface du corps. Les onctions mercurielles, dont on ne continuait l'usage que tant que les symptômes existaient, furent d'abord inefficaces et n'empêchèrent pas la maladie de reparaître après leur cessation, ce qui diminua beaucoup la confiance qu'on avait dans l'administration du mercure et en fit presque cesser l'emploi. Bientôt on y revint et on l'employa alors mélangé avec l'axonge, ce qu'on obtenait en triturant ensemble pendant longtemps partie égale des deux substances. Cette pommade, ainsi préparée, fut d'abord employée en frictions sur toute la surface du corps, le visage et la poitrine exceptés ; mais l'expérience apprit, peu de temps après, qu'il était inutile de frictionner tout le corps : le mercure devant être porté dans l'intérieur par la voie des absorbants, il suffit de faire ces frictions sur quelques parties qui en sont très pourvues, et on donne la préférence aux extrémités abdominales. La dose du médicament doit être de deux grammes pour les personnes faibles, délicates, et quatre à six grammes pour les individus forts et vigoureux. Le traitement complet se compose de cent vingt-cinq grammes pour combattre des symptômes primitifs, d'une dose plus considérable pour traiter ceux qui sont consécutifs, et d'une dose plus forte encore s'il existe de grandes complications. L'usage des frictions doit être précédé de l'administration des remèdes généraux, délayants et adoucissants. Leur effet sera bien secondé par les bains chauds qui ramolliront le tissu cutané, faciliteront l'absorption du mercure et entretiendront une grande propreté en les faisant alterner avec les frictions.

Cette méthode de traiter la maladie vénérienne est très efficace ; mais elle a les inconvénients d'être sale, de porter rapidement à la bouche, et de ne pouvoir cacher son emploi aux personnes qui environnent le malade.

Le mercure a aussi été administré par la bouche sous forme de pilules, et associé aux purgatifs. Parmi ces derniers on employait une préparation dans laquelle entrait la scammonée; les pilules qu'on en formait portaient le nom de *Barberousse.* Dans la suite on a substitué d'autres purgatifs à ceux indiqués, et les pilules prirent le nom de *Belloste.*

Une autre préparation de mercure dont on a fait longtemps un secret, et qui a surtout été vantée par *Wan Swieten,* est le sublimé corrosif (muriate suroxygéné de mercure) (deutochlorure de mercure). On peut le donner en liqueur, en pilules et en opiat. La gomme arabique, l'extrait de bourrache, de rose, etc., sont les intermèdes que l'on emploie pour faire des pilules. La manière la plus ordinaire de l'administrer est dans une liqueur. On s'est d'abord servi de six décigrammes de ce sel que l'on dissolvait dans une livre d'eau-de-vie et que l'on faisait ainsi prendre aux malades : ensuite on y a ajouté un peu d'eau distillée; maintenant on ne se sert que de cette dernière.

Quand le sublimé est préalablement dissous dans de l'alcool, comme la dose du sublimé est peu considérable, il ne réussit pas toujours, ce qui le discrédita beaucoup, quoique son inefficacité ne tînt, dans la plupart des cas, qu'à la petite quantité qu'on en faisait prendre. On le donne par jour à la dose d'un huitième, d'un quart, d'un demi-grain, dans une boisson mucilagineuse, comme la tisane de graine de lin, le sirop de guimauve, le lait, etc., pour enchaîner en quelque sorte ce sel et empêcher son action irritante sur l'organe qui le reçoit. Tout le traitement se compose d'un gramme dissous dans une pinte d'eau distillée que l'on donne par cuillerée, dont une chaque matin à jeun, pour les symptômes primitifs. Quant aux symptômes consécutifs, on ne doit pas balancer à augmenter la dose générale; on doit l'élever de un à deux grammes, en le continuant plus longtemps.

Cette méthode de traitement a l'avantage de ne point détourner le malade de ses occupations ordinaires; de pouvoir être employée en secret; de ne point exciter la salivation, ou du moins très rarement. On lui reproche, cependant, de trop irriter l'estomac et les poumons, de produire quelquefois des hématémèses et des hémoptysies.

Le deutochlorure de mercure a encore été administré en lavements; quelquefois en lotions sur les ulcères eux-mêmes.

Le protochlorure de mercure, connu sous le nom d'*aquila alba*, de *panacée mercurielle*, de *calomelas*, a été aussi employé dans le traitement de la maladie vénérienne. Clarck l'administrait en frictions sur les gencives. On le donne aussi en poudre et en pilules. Ce médicament agit avec beaucoup de douceur; il convient dans les cas de symptômes primitifs, dans les blennorrhagies vénériennes; il porte très facilement à la bouche, et sollicite des selles assez abondantes.

Le mercure acéteux, ou acétate de mercure, a joui encore d'une grande réputation, mais il est presque tombé en désuétude; on le trouve seulement employé dans les dragées de Beker. Une foule d'autres médicaments secrets ont été employés et beaucoup préconisés; mais presque tous ces arcanes sont tombés dans l'oubli, l'on n'a conservé que le sublimé.

Les végétaux ont aussi fourni des remèdes antivénériens. Parmi les plantes indigènes on a vanté le buis, le genièvre, le calamus aromaticus, la patience sauvage, la bardane, etc. Mais ces moyens sont seulement auxiliaires; toute leur vertu se borne à favoriser l'action des autres médicaments. Le Nouveau-Monde nous en fournit dont on fait un grand cas, savoir : le gaïac, la salsepareille, la squine et le sassafras. Les deux premiers sont surtout très utiles : on les donne en décoction. Mais, pour en extraire la substance antivénérienne, il faut leur faire subir une longue ébullition; en faisant rapprocher les décoctions et ajoutant du sucre, on fait un sirop qui a la même vertu. On en fait encore des pilules sudorifiques; enfin pour prendre la poudre de ces bois on la mélange avec des substances qui en facilitent la déglutition.

La quantité de ces médicaments est proportionnée à l'intensité des symptômes, mais ils conviennent surtout dans ceux qui sont consécutifs; le plus souvent on les administre en même temps que les frictions ou le sublimé; la dose commune de ces bois sudorifiques est de six à huit et même dix livres en décoction; de deux livres environ en pilules.

On entretient en même temps, pendant le

cours du traitement, toutes les parties dans un état de souplesse convenable ; au moyen de purgatifs, de délayants, de bains, on favorise beaucoup l'action des médicaments.

TRAITEMENT LOCAL.

1° Les ulcères vénériens indolents sont les symptômes les plus simples de la syphilis et ceux qui guérissent le plus promptement. Quelques boissons délayantes, adoucissantes, des apozèmes purgatifs, doivent précéder l'administration des médicaments mercuriaux. Le traitement local est pour ainsi dire nul ; entretenir seulement la partie dans un état de propreté : ainsi les lotions sur les ulcères et les parties environnantes faites avec ménagement, l'application d'un linge fin que l'on trempe dans une dissolution stimulante, comme celle de sublimé, l'eau phagédénique, suffisent pour dissiper ces ulcères dans huit ou quinze jours au plus tard ; quand ils résistent plus longtemps, c'est qu'ils sont compliqués d'une disposition antérieure particulière ou qu'ils ont changé de nature pendant le traitement. D'ailleurs on doit donner pour principe de ne jamais se hâter de guérir ce léger symptôme ; car le préjugé existe que la maladie vénérienne est guérie lorsque les symptômes locaux n'existent plus, on cesse trop tôt le traitement convenable et l'affection reparaît de nouveau au bout d'un temps plus ou moins long.

Il n'est pas vrai de dire que les ulcères vénériens bénins sont plus propres à donner naissance à la vérole constitutionnelle que les ulcères vénériens inflammatoires et douloureux. Dans le premier cas on fait peu attention aux ulcères, on se hâte de les guérir promptement, et on cesse trop tôt le traitement général. Lorsqu'au contraire il existe des ulcères inflammatoires, douloureux, le malade en est plus inquiété, l'ulcère dure plus longtemps, et pendant ce temps le virus, attaqué convenablement, peut être entièrement détruit. Les ulcères vénériens indolents résistent quelquefois malgré leur caractère de bénignité, et tous les moyens que l'on emploie sont inutiles. Cette résistance peut venir : 1° d'un défaut d'action dans les parties qui en sont le siége ; 2° d'un mauvais état des fluides et des solides en général. Dans le premier cas, il faut aiguillonner la surface ulcérée, soit avec du sulfate de zinc, soit avec du nitrate d'argent fondu (pierre infernale). On se sert encore d'un onguent stimulant, l'onguent mercuriel par exemple, de l'oxyde rouge de mercure (précipité rouge) mélangé avec du basilicum; mais en général ces deux derniers moyens, qui peuvent suffire dans quelques cas, ne sont pas aussi efficaces que les premiers. Dans le second cas, il convient d'administrer des médicaments internes, des altérants, des évacuants; et dans ceux-ci l'émétique est préférable aux purgatifs: car non-seulement il produit l'évacuation des saburres qui surchargent les premières voies, mais encore il détermine des secousses favorables.

2° Les ulcères vénériens accompagnés d'inflammation se présentent avec de la rougeur, des bords élevés fournissant une suppuration roussâtre qui se colle à la surface à travers laquelle elle a suinté. Si la partie affectée est libre et n'est point recouverte, cette complication de l'inflammation est peu à craindre; il suffit d'un régime plus ou moins sévère et adoucissant, de boissons délayantes comme le bouillon de veau, la tisane de chiendent, de guimauve, et même de l'eau simple, pour la dissiper. Les bains généraux et locaux, les lavements, les légers purgatifs pour entretenir la liberté du ventre, les applications locales émollientes, telles que la décoction de guimauve, celle de lin, etc., conviennent parfaitement. Si l'inflammation était portée à un très haut degré, il faudrait alors désemplir les vaisseaux par des saignées générales et locales, jointes aux remèdes que nous venons d'indiquer. Mais si la partie affectée est recouverte par une autre, ou contiguë à un organe comme le gland et la surface du prépuce, alors celui-ci se gonfle, s'engorge, et son ouverture se rétrécissant en proportion, il en résulte un phimosis. Si l'ulcère est placé sur la couronne du gland et que le prépuce, d'ailleurs lâche, puisse se porter en arrière, il en résulte un paraphimosis, lequel doit sa naissance à deux causes : 1° à la tuméfaction du gland; 2° à l'engorgement du prépuce dont l'ouverture est d'autant diminuée. Alors la maladie réclame impérieusement les moyens antiphlogistiques et surtout les saignées générales et locales. Si ces moyens sont employés à temps, il est rare qu'on ne parvienne pas à calmer les symptômes inflammatoires; mais dans certains cas, soit que le malade néglige lui-même sa maladie, soit qu'il réclame trop tard les secours de l'art, ou bien qu'on n'insiste pas assez sur l'emploi des antiphlogistiques, il arrive que le principe vital est en quelque sorte étouffé dans la partie malade, la circulation ne s'y fait plus, et au bout de quelques heures une tache noire paraît et indique la mort de l'organe : alors les souffrances du malade sont calmées, les douleurs ont cessé avec la vie, il y a gangrène; on doit dans ce cas insister sur les émollients, les relâchants, pour diminuer l'inflammation des parties voisines et faciliter la chute des escharés. Ce serait commettre une grande faute que de donner, dans ce cas, les antiseptiques, qui ne conviennent que lorsque la gangrène dépend d'une cause interne. Dans le cas dont nous parlons, l'application d'un cataplasme, ou d'un linge trempé dans une décoction émolliente, convient parfaitement. Par ce moyen les escharés se détachent, et leur chute laisse voir un ulcère dont les bords sont rouges, vermeils, et qui se cicatrise ensuite très promptement. C'est ce que nous avons vu chez un jeune homme dont la partie supérieure du prépuce était tombée en gangrène et avait laissé à découvert la totalité du gland. Il y a des cas où la maladie fait encore plus de progrès et détruit le prépuce, le gland et même la verge ; mais alors l'inflammation a eu son siége dans toutes les parties de l'organe simultanément, et a été le résultat de la négligence mise par le malade à se faire soigner. Ces gangrènes, soit partielles, soit totales, sont rarement suivies d'accidents : les parties gangrenées se détachent avec lenteur, les vaisseaux s'oblitèrent à l'union des parties mortes avec les parties vivantes, et l'hémorrhagie qu'on devrait tant redouter par l'ouverture des corps caverneux n'a presque jamais lieu. Cependant elle arrive quelquefois : c'est quand l'inflammation est accompagnée de douleurs vives et que les ulcères sont rouges.

Aussitôt qu'on a combattu les deux complications dont nous venons de parler, les ulcères rentrent dans la première série et exigent les même précautions.

3° Une troisième série d'ulcères vénériens comprend tous ceux qui sont douloureux et rongeants : leurs progrès s'opèrent en largeur et en profondeur, ils existent avec ou sans inflammation ; leur surface est inégale, leurs bords sont élevés, rouges, les parties sous-jacentes et environnantes sont engorgées; il en découle une suppuration rousse ou brunâtre. Tantôt la douleur tient à la nature même de l'ulcère, et alors elle est primitive; tantôt elle dépend de l'application de substances irritantes, elle est alors consécutive.

Ces ulcères détruisent peu à peu les parties sur lesquelles ils sont situés, ils rongent le prépuce, le gland, et on a même vu des hypospadias en être la conséquence. Comme ils dépendent du virus vénérien, on pourrait croire que le traitement antisyphilitique est le meilleur qu'on puisse leur opposer; cependant l'expérience à démontré que l'usage trop précipité du mercure, bien loin d'en diminuer l'intensité, ne faisait au contraire que l'accroître. Il faut d'abord combattre l'inflammation et la douleur avant d'entreprendre la guérison radicale : ainsi les bains, la diète, les lavements émollients, les applications locales de mêmes vertus, les lotions fréquentes, les calmants; et, pour remplir cette indication, on ajoute aux décoctions émollientes quelques têtes de pavots, la morelle, l'opium, l'acétate de plomb liquide, l'extrait de saturne, le laudanum liquide. Ces divers moyens doivent être successivement ou simultanément employés.

La saignée n'est pas nécessaire lorsqu'il y a seulement de la douleur, mais elle devient indispensable quand les ulcères vénériens s'accompagnent à la fois de douleur et d'inflammation.

L'indication principale est de mettre à nu le foyer de la maladie : or, si les ulcères sont situés sur le gland et qu'il y ait phimosis, il ne faut point hésiter à couper le prépuce. Si l'on se contente de faire une simple incision comme dans l'opération ordinaire, les lèvres de la division s'écartent d'abord et laissent voir la maladie à découvert; mais bientôt l'engorgement survient, la distance qui séparait les bords disparaît presque en entier; ainsi cette simple incision devient insuffisante au bout de deux ou trois jours, la suppuration séjourne de nouveau, l'ulcère continue à faire des progrès, et pour s'y opposer il faut avoir recours à une seconde opération qui consiste à exciser le prépuce jusqu'au frein. Jamais il n'est résulté aucun accident à la suite de cette opération ; et on a presque toujours à se repentir de l'avoir négligée; car après elle la maladie est bien à découvert et facile à traiter. Les souffrances du malade sont à la vérité plus fortes que pour une simple incision; mais ce n'est que l'affaire d'un instant; et d'ailleurs on lui épargne, d'un autre côté, celles qui sont le résultat de la situation profonde de la maladie, et celles qui accompagnent les progrès de l'ulcère. En vain on alléguerait la perte du prépuce contre cette méthode: ne sait-on pas que cette membrane n'est que d'une utilité subalterne, et qu'elle ne sert qu'à conserver au gland une grande sensibilité? Les juifs sont tous circoncis par mesure de propreté; c'est là, je pense, l'idée de leur législateur. Aussitôt que l'ulcère est à découvert, il cesse de faire des progrès, on peut y faire des applications locales, le pus s'écoule librement, la douleur cesse et l'ulcère ne tarde pas à se cicatriser.

Parmi les ulcères vénériens rongeants, plus ou moins douloureux, les uns voyagent pour ainsi dire à la surface des organes, les autres étendent leurs ravages en profondeur. On se sert alors du caustique que nous avons indiqué, et même du cautère actuel. Mais il est des cas où, malgré ces moyens, le mal fait toujours des progrès, change de place et paraît sauter d'une partie sur une autre, s'il est permis de parler ainsi. Ces ulcères ne sont pas toujours visibles: les uns sont cachés dans le canal de l'urèthre, par exemple, et se font jour de l'intérieur à l'extérieur après avoir perforé ce conduit; les autres sont situés sous la peau, entre cette dernière et le canal de l'urèthre, ou, ce qui est le plus ordinaire, entre le gland et les corps caverneux. L'espace triangulaire qui se remarque entre ces deux corps est quelqnefois le siége de ces ulcères, qui s'étendent alors jusqu'à la racine de la verge, où se trouve un engorgement qui indique les bornes de la maladie. Il faut alors inciser la peau et mettre le mal à découvert dans toute son étendue; la plaie qui en résulte est d'abord très large, mais ses bords se rapprochent bientôt, et dans l'espace de deux mois la maladie guérit complètement en laissant une trace linéaire. Si les ulcères étaient situés à l'intérieur du canal, faudrait-il se comporter suivant les mêmes principes et mettre la maladie à découvert en ses parois? L'importance de ce conduit devrait sans doute nous en empêcher; mais il arrive le plus souvent que le mal nous en évite la peine ; il perfore ce canal lui-même : il faut cependant employer tous les moyens capables de prévenir cette perforation. Quand la destruction est légère, on pourrait peut-être y remédier au moyen de la sonde. Mais si la perte de substance est considérable, la maladie est alors au-dessus des ressources de l'art : en vain on voudrait remplacer le vide au moyen de la peau, les points de suture sont rompus par l'augmentation de volume que prend la verge dans l'érection, et les urines passent en totalité ou en partie par l'ouverture. Cet état a un double inconvénient : dans le premier, les urines coulent sans former aucun jet et tombent perpendiculairement ; dans le second, la semence ne peut plus être dardée vers la matrice comme dans l'état naturel, et l'individu court risque de n'être plus propre à la génération. Si cependant l'ulcère siégeait à l'entrée du canal, on pourrait, pour le mettre à découvert, agrandir sans inconvénient son ouverture naturelle en la prolongeant du côté du filet, et alors employer les remèdes stimulants dans les cas d'ulcères indolents, les délayants quand il y a inflammation, et les calmants lorsqu'il y a douleur.

Telle est la marche qu'on doit suivre dans la thérapeutique de ces solutions de continuité.

Mais qu'il s'en faut que l'on y soit toujours fidèle! On regarde communément les ulcères vénériens comme étant tous semblables, et dans cette idée, parce qu'un médicament a réussi dans un cas, on ne manque pas de l'administrer dans les autres; c'est ainsi que se conduisent, de nos jours, non-seulement les charlatans, mais encore les gens de l'art qui se mêlent de traiter les maladies vénériennes sans avoir des notions exactes et suffisantes sur cette matière; presque toujours ils se servent de moyens irritants, comme l'onguent dont la base est le précipité rouge. Si les ulcères qu'ils traitent sont compliqués d'inflammation et de douleur, leurs progrès, bien loin de diminuer, ne font que devenir plus rapides; leur nature même change souvent, et la dégénérescence cancéreuse en est la suite. M. Cullerier a eu fréquemment occasion d'observer ces faits, notamment sur un sujet dont il a fait peindre la verge cancéreuse. J'ai vu aux Capucins un malade qui avait eu la verge amputée à la suite d'ulcères vénériens dégénérés en cancer, et qui portait deux énormes tumeurs au pli de l'aine, dont l'une était déjà ulcérée; il n'y a aucun doute que ces tumeurs ne fussent cancéreuses. Toutes les fois donc que l'ulcère vénérien est accompagné de douleur et d'inflammation, il faut en quelque sorte oublier la nature de la maladie principale et ne mettre en usage que des moyens propres à dissiper ces deux symptômes : c'est un principe sur lequel on ne saurait trop revenir.

Les ulcères vénériens qui attaquent les parties génitales de la femme présentent absolument les mêmes symptômes, les mêmes complications et les mêmes indications curatives que chez l'homme; l'application locale des médicaments est seulement plus difficile; le pus éprouve une plus grande difficulté à s'écouler et séjourne plus longtemps. Si l'ulcère ne se montre pas bien à découvert, on n'a pas ici les mêmes ressources que chez l'homme, c'est-à-dire qu'on ne peut point fendre le prépuce; cependant il devient quelquefois de toute nécessité de faire l'excision des petites lèvres. Les bains de siége, les fumigations, les fomentations émollientes, en relâchant les parties, produisent une détente favorable; les ulcères se montrent à découvert un peu plus, et exigent la même méthode de traitement déjà indiquée.

Les ulcères vénériens des parties génitales

chez la femme offrent cependant deux particularités relatives à leur position. Quand ils ont leur siége à l'entrée du vagin et à la fourchette, ce qui arrive le plus souvent, comme cette dernière partie est pour ainsi dire l'égout du vagin, ces ulcérations sont presque continuellement irritées par les matières qui s'écoulent de ce conduit et se compliquent plus fréquemment d'inflammation ; dans ce cas il faut, non-seulement faire usage de charpie et des médicaments convenables, mais il faut encore détourner la matière irritante au moyen d'un tampon qu'on enfonce dans le vagin, afin d'absorber l'humidité. Maintenant, si les ulcères ont leur siége à la partie supérieure de la vulve, près du clitoris, comme cela arrive chez les femmes libidineuses et sujettes à la masturbation, l'état d'érection dans lequel se trouvent leurs parties devient encore une cause locale qui entretient la complication; alors la guérison ne s'obtient que lorsque les malades ont renoncé à leur *honteuse habitude.*

RHAGADES.

L'anus peut aussi devenir le siége d'ulcères vénériens dans l'un et l'autre sexe, soit que le virus y ait été appliqué immédiatement par l'acte de la pédérastie, soit que l'infection devienne consécutive. Comme le plus ordinairement ces ulcérations se placent dans les rainures que laissent entre eux les plis cutanés qui environnent l'anus, on les nomme rhagades.

Quelquefois aussi ces ulcères paraissent survenir à la suite de la maladie vénérienne gagnée par la bouche, comme on le voit chez les enfants qui sont infectés par une nourrice malade; mais alors on peut encore soupçonner deux autres causes : 1° ou bien la maladie de l'anus provient des qualités du lait qui conserve sa propriété virulente jusqu'à son passage par l'extrémité inférieure du canal digestif; 2° ou bien, ce qui est infiniment plus probable, les ulcères dépendent d'une infection immédiate. On sait, en effet, que les nourrices, voulant nettoyer le derrière de leurs enfants et ôter les saletés qui s'y trouvent, n'ayant pas toujours de l'eau tiède, emploient souvent leur salive; or, ne peut-on pas raisonnablement penser que cette dernière, qui participe du virus vénérien, appliquée sur des endroits où l'épiderme est mince et continuellement humecté, donne lieu à la contagion?

Le traitement qui convient à ces espèces d'ulcères varie, comme nous l'avons déjà exposé, suivant les symptômes qu'ils présentent et les phénomènes qui les accompagnent ou les compliquent; mais, seulement par rapport à leur position, ils méritent quelques réflexions particulières : tantôt ils occupent seulement le fond des fissures qui séparent les plis de la peau, et alors ils sont longitudinaux; tantôt ces plis sont en même temps infectés, l'ulcération est alors générale et circulaire. On parvient presque toujours à les guérir; mais il faut empêcher que les surfaces ulcérées ne soient en contact immédiat avec elles-mêmes. Il convient alors, à l'aide d'un pansement méthodique, de placer quelques brins de charpie, disposés de telle manière qu'ils portent le médicament jusque dans le fond de l'ulcère.

Mais un inconvénient auquel l'art ne peut remédier, et qui entretient ces ulcérations, est le mouvement qui se passe dans cette partie : l'anus, en effet, est très souvent dilaté par les gaz, par les matières fécales auxquelles il livre passage ; la distension qu'il éprouve est plus ou moins considérable et rompt chaque fois la cicatrice nouvellement formée, ce qui retarde ou empêche même la guérison ; il convient toujours alors de délayer les matières fécales, d'en faciliter la sortie au moyen de doux purgatifs et de lavements émollients.

Si les ulcères gagnent jusqu'à l'intestin rectum, il est plus difficile alors d'y remédier et de faire les applications locales appropriées ; d'ailleurs les topiques irritent toujours les parties, et le passage des matières fécales augmente bien encore l'irritation qui est la cause de la permanence de l'ulcère.

Enfin les solutions de continuité vénériennes peuvent être plus profondément placées, et intéresser plus particulièrement le rectum. La maladie est alors très souvent incurable, toujours très grave. Cependant, lorsque ces solutions de continuité sont récentes, on peut parvenir à les guérir par les précautions indiquées. On introduit dans le rectum une mèche chargée de remèdes antivénériens : c'est ainsi qu'on emploie les dissolutions de muriate de mercure suroxygéné (sublimé corrosif, etc.), le cérat mercuriel fait avec un mélange d'onguent mercuriel et de simple cérat, les décoctions fortes de graine de lin, de racine de guimauve, etc. Mais, nous le répétons, on ne doit en venir à ces moyens que quand on est parvenu à dissiper la douleur ou l'inflammation qui pouvait compliquer les ulcères.

Ces ulcères vénériens profonds de l'intérieur du rectum peuvent être simples ou compliqués : ils portent le premier caractère quand il n'y a que la membrane muqueuse qui soit attaquée ; ils portent le second si la solution de continuité est accompagnée de tubercules et d'engorgement, ou si, les parois de l'intestin étant détruites, il existe une communication entre sa cavité et celles des organes voisins.

1° *Ulcères simples.* Ils sont ordinairement récents et dus à la contagion immédiate, soit par l'introduction du membre viril dans l'anus, soit par celle d'autres corps infectés. Plus rebelles que les ulcères qui sont placés à l'extérieur, on en vient cependant à bout en employant le temps convenable et un traitement rationnel. Pour cela on emploie d'abord un traitement général propre à détruire la cause qui les a produits; ensuite les relâchants, les émollients. Il faut encore avoir grand soin de prévenir le séjour des matières fécales dans le rectum, qui, en irritant fortement les solutions de continuité, en prolongeraient l'existence. C'est dans cette vue qu'on introduit jusque sur la solution des mèches de charpie graissées avec du cérat mercuriel. A chaque pansement on fait des injections pour entraîner le pus, et lorsque le malade éprouve le besoin d'aller à la selle, on lui fait prendre deux lavements émollients, afin de délayer les matières stercorales pour en rendre la sortie moins douloureuse et moins pénible. A l'aide de ces précautions et d'un bon régime accompagné de repos, on obtient presque toujours une guérison qui cependant se fait attendre assez longtemps.

Lorsque ces ulcères sont anciens, leur cure est encore plus difficile à obtenir : ils peuvent avoir une autre cause que le virus vénérien; mais ceux qui sont produits par lui ne sont pas toujours connus dans leur nature, ou bien parce que la honte aura empêché le malade de convenir de sa coupable conduite, ou bien encore parce qu'ils peuvent survenir sans que les parties génitales aient d'abord été le siége de symptômes vénériens. Malgré tous les moyens que l'art peut employer, quelquefois ces ulcères résistent et leur permanence les convertit en des espèces de fonticules qui finissent par devenir des couloirs naturels; ils n'altèrent presque en rien la santé des individus; le seul inconvénient qui en résulte est d'avoir un écoulement par l'anus.

2° *Ulcères compliqués*. La maladie est beaucoup plus grave dans ce cas : les deux complications qui peuvent exister sont des engorgements ou duretés dans les parois du rectum, auxquels le plus souvent succèdent des dégénérescences carcinomateuses, des destructions totales de l'épaisseur des parois de cet intestin, ainsi que de celles des organes creux environnants, et par conséquent la communication de deux cavités.

Parlons des engorgements. Lorsque les duretés n'existent que depuis peu de temps, qu'elles sont dues au virus vénérien, les auteurs rapportent quelques exemples de guérison;

mais il faut que les deux conditions supposées existent. Alors le traitement antivénérien et les remèdes indiqués pour les ulcérations conviennent parfaitement; les mèches enduites d'onguent mercuriel sont également utiles dans ce cas pour empêcher le contact des matières fécales avec les parties ulcérées, pour entretenir l'anus dilaté, pour affaisser et fondre ces engorgements, enfin pour détruire le principe morbifique.

Mais quand ces complications existent depuis longtemps, qu'elles sont étrangères au virus vénérien, qu'elles ont en quelque sorte réveillé le virus cancéreux qui était endormi dans le corps de l'individu, la maladie est incurable; et, bien loin de se cicatriser, l'ulcère continue à faire des progrès rapides. On a bien encore conseillé dans ce cas l'usage de la mèche qu'on recouvrait de médicaments convenables ; on a même été jusqu'à publier des exemples de guérison obtenue par ce moyen ; mais les malades qui en faisaient le sujet ne tardaient pas à entrer dans un autre hôpital pour la même maladie, dont la guérison n'avait été qu'apparente.

Ce qui peut avoir induit en erreur dans ce cas, c'est que l'intestin rectum aura pu, au moyen des mèches, céder un peu et se plonger dans le tissu cellulaire ambiant qui n'a point encore été affecté ; sa cavité se sera agrandie sans que pour cela les engorgements et les tubercules de ses parois aient été dissipés entièrement ; l'introduction de la mèche ne doit cependant pas être négligée ; quoiqu'on ne puisse pas par son usage procurer une guérison solide, néanmoins on rend un grand service aux malades en agrandissant, en dilatant la cavité du rectum, pour faciliter l'issue des matières fécales.

L'introduction de ces mèches est douloureuse et même difficile : elle est douloureuse quand la maladie change de nature et passe à l'état cancéreux ; elle est difficile quand les parois du rectum sont tellement dures et engorgées que la cavité de l'intestin est pour ainsi dire fermée. Lorsque la maladie est parvenue à ce point, les callosités ne sont plus susceptibles de céder à la pression, les ressources de l'art sont bien peu de chose ; il faut seulement délayer les matières fécales au moyen de lavements, de doux laxatifs, afin d'en faciliter la sortie, apaiser les douleurs par des injections calmantes et narcotiques.

Enfin ces tubercules sont détruits en partie par des ulcères qu'ils compliquent; les parties environnantes sont bientôt rongées, et les excréments qui pouvaient à peine sortir s'échappent involontairement. M. Cullerier nous en a rapporté un malheureux exemple : il s'agissait d'un riche négociant hollandais, presque insensible à l'action du coït et qui n'éprouvait de véritables jouissances que quand un autre homme lui introduisait la verge dans le rectum; peu à peu tous les symptômes que nous venons d'indiquer se manifestèrent, et la partie inférieure du rectum détruite offrit une vaste et profonde caverne.

Des communications. Quelquefois les ulcères de la partie antérieure du rectum, après avoir détruit cette même paroi, portent leur action sur la face postérieure de la vessie chez l'homme et du vagin chez la femme. La même chose peut encore arriver lorsque l'ulcère, ayant primitivement son siége dans le vagin, a détruit la partie postérieure de ce conduit et porté son action sur la paroi antérieure du rectum; il en résulte toujours une communication contre nature d'une cavité dans une autre. On voit ces accidents survenir dans deux circonstances :

1° lorsque les ulcères sont rongeants, 2° lorsqu'ils sont négligés parce que l'on méconnaît leur existence, et que le malade, retenu par la honte, n'ose avouer sa faute.

La maladie est alors presque toujours incurable; je dis presque, car il est des auteurs qui ont prétendu vouloir la guérir dans quelques cas. Supposons que l'ulcère ne soit accompagné ni d'engorgement ni de dureté dans les parois du rectum: pour combattre la persistance de la fistule, on a inventé différents moyens, qui tous ont pour but d'empêcher le passage des matières fécales sur le lieu ulcéré. Si on y parvient, nul doute qu'on ne vienne à bout de procurer une guérison solide. C'est ainsi, par exemple, qu'au moyen de la sonde, introduite dans la vessie, on parvient à guérir des fistules urinaires anciennes.

Pour obtenir les résultats qu'on se propose, les uns ont conseillé l'usage longtemps prolongé des mèches, qui, tant qu'elles restent appliquées sur l'ulcère, ferment hermétiquement le passage au gaz et aux matières; mais les parois du rectum, comme celles des autres intestins, sont sans cesse agitées d'un mouvement péristaltique qui dérange bientôt la position des mèches, et le passage des matières se rétablit bientôt comme auparavant : ainsi, l'usage des mèches ne peut être efficace qu'autant qu'il n'y a ni vents à lacher ni matières fécales à évacuer; le malade serait-il huit jours, dix même, sans aller à la selle, ce temps serait insuffisant pour obtenir une entière cicatrisation.

Il est d'autres praticiens qui ont beaucoup vanté les bougies élastiques d'un certain volume; mais on sent aisément que les mêmes réflexions sont ici applicables.

On a encore conseillé l'emploi de grosses sondes de gomme élastique dans la vue d'offrir un canal aux matières fécales qui s'échapperaient ainsi sans toucher les points ulcérés. Mais la moindre considération sur l'intestin rectum et sur sa forme suffit pour faire voir combien ce moyen remplit peu le but qu'on se propose. Le rectum, en effet, représente un entonnoir dont la partie la plus évasée se trouve au-dessus de l'anus : or, il est aisé de voir que si l'on introduit une sonde, quelque volumineuse qu'on la suppose, outre les douleurs horribles que sa présence fait éprouver, elle ne pourra point, quand elle sera parvenue à cette partie évasée, en remplir exactement toute la capacité ; alors les matières fécales descendront en partie par le canal de la sonde et en partie entre les parois externes de cette dernière et celles du rectum ; puis elles sortiront par la fistule, ce qui rendra la présence de la sonde parfaitement inutile.

Cet expédient ne pourrait être réellement utile qu'en ayant un pavillon qui, d'abord resserré, se déploierait ensuite à volonté ; mais encore il serait impossible de fixer l'étendue que devrait avoir ce pavillon, car on sait que le degré de dilatation de la partie supérieure du rectum varie beaucoup suivant que les individus sont plus ou moins sujets à la constipation. On voit donc combien il est difficile de guérir la maladie qui nous occupe. On a bien, à la vérité, publié quelques exemples de succès par les moyens indiqués; mais, à l'époque même où on lisait ces observations imprimées, les malades qui en étaient le sujet se faisaient recevoir à l'hôpital des vénériens pour y être traités de la même maladie.

Lorsque la maladie est située plus inférieurement, à quelques lignes du périnée, on a conseillé dans ces cas-là d'agir comme dans les fistules à l'anus; mais l'incision qu'on y pratiquerait, bien loin d'y remédier, aggraverait au contraire la maladie, car on agrandit nécessairement l'ouverture de communication, et les matières fécales, arrivées à l'endroit de la constriction de l'anus, s'échapperaient presque en totalité et de préférence par le vagin de la femme.

Enfin, si l'ouverture de communication était tout-à-fait en bas, on pourrait peut-être tenter l'opération, sans cependant en assurer le succès.

Dans quelques cas, la difformité qui nous occupe est indépendante du virus vénérien. Des dépôts formés dans le tissu cellulaire recto-vaginal ou recto-vésical peuvent encore lui donner lieu. Alors on emploie les calmants, les émollients, les soins de propreté et les lavements pour faciliter la sortie des matières fécales.

Les ulcères vénériens attaquent quelquefois l'ombilic; ils sont primitifs ou consécutifs : les premiers surviennent lorsque le virus y a été apporté et y a séjourné quelque temps; car ici l'absorption se fait moins rapidement à cause de la plus grande épaisseur de l'épiderme. Ils surviennent plutôt chez les femmes où cette cicatrice est enfoncée, après un coït difficile ou lorsque la matière syphilitique a été portée sur le ventre et va séjourner dans l'ombilic. Ils sont consécutifs lorsque leur développement arrive après que les organes de la génération ont été infectés. Du reste, ces ulcères ne présentent rien de particulier; ils peuvent revêtir les mêmes caractères que les autres; leur traitement doit être absolument semblable. Nous devons seulement ici avoir encore égard à la disposition de la partie et y appliquer les réflexions que nous avons faites à l'occasion des ulcères de l'anus. En effet, il ne faut point panser à plat, mais bien porter la charpie imprégnée de médicaments jusque dans les anfractuosités des ulcères. En un mot, le traitement général, les lotions avec les liquides indiqués plus haut, et les pansements méthodiques, produisent une guérison assez prompte de ces sortes d'ulcères, qui sans cela persistent pendant des mois, et même des années entières.

Les mamelles sont quelquefois le siége d'ulcères vénériens : c'est principalement chez les femmes, et surtout dans l'allaitement, que la contagion se communique. Ces ulcères peuvent être primitifs ou consécutifs: les premiers s'observent le plus ordinairement chez les femmes qui ont eu le mamelon en contact immédiat avec une partie infectée; ce qui rend cette maladie plus fréquente chez les femmes que chez l'homme, c'est qu'outre que les premières remplissent les fonctions de l'allaitement, leur épiderme, dans cette partie, est beaucoup plus mince et plus délicat.

L'étendue de ces ulcères varie beaucoup : tantôt ils n'attaquent que le mamelon; d'autres fois ils intéressent le corps même de la mamelle.

D'autres causes que le virus vénérien peuvent donner lieu à ces ulcères des mamelles; c'est ce qu'il faut surtout s'attacher à distinguer. C'est ainsi, par exemple, qu'on voit survenir chez les femmes, dont le derme du mamelon est délicat et sensible, surtout si l'enfant qu'elles allaitent y exerce de violents tiraillements, des déchirures qui, irritées par la succion, produisent des ulcères dont les progrès détachent quelquefois le bouton de la mamelle. Dans d'autres cas, la titillation exercée sur le mamelon devient en quelque sorte un point d'irritation qui appelle les différents vices, tels que le vice psorique, herpétique, etc., dont la malade peut être infectée, et qui y déterminent des solutions de continuité. La vue seule ne peut suffire pour établir une ligne de démarcation bien tranchée entre ces deux espèces différentes d'ulcères qui offrent pour ainsi dire les mêmes caractères. Il n'y a que les symptômes concomitants et commémoratifs qui puissent jeter quelques traits de lumière à l'aide desquels on peut asseoir son diagnostic. Par exemple, si l'enfant et la femme qui le nourrit jouissent d'une bonne santé et qu'il n'existe aucune trace d'infection vénérienne antérieure, on peut croire alors que les ulcères de la mamelle tiennent à toute autre cause que le virus vénérien; mais on aura, au contraire, de fortes raisons de le soupçonner si les circonstances opposées se rencontrent dans l'un ou l'autre individu et même dans les deux à la fois. On a vu, en effet, des nourrices, chez lesquelles le virus vénérien était pour ainsi dire endormi, être affectées au mamelon d'ulcères vénériens dont la succion avait été la cause déterminante.

Lorsqu'une nourrice est ainsi infectée d'ulcères vénériens, il s'agit, non-seulement d'en bien connaître la nature, mais il faut encore décider s'ils ont été produits par l'enfant ou si l'enfant en portait le germe. Si l'ulcère a paru sur la mamelle avant que l'enfant ait offert les traces de l'infection, et qu'il n'en ait été atteint que longtemps après, nul doute alors que la nourrice ait donné la syphilis à l'enfant qu'elle allaite, et *vice versâ.*

Cependant, comme on n'est pas appelé dès le commencement et qu'il est de l'intérêt de la nourrice de dire que l'enfant lui a communiqué la maladie, le jugement est souvent très difficile à porter; il faut alors recourir aux parents du petit malade et visiter même avec soin l'époux de la femme qui allaite. C'est ainsi que M. Cullerier est venu à bout de dissiper des doutes par des traces d'infection vénérienne qu'il reconnut exister chez le père nourricier d'un enfant.

Les ulcères vénériens des mamelles sont sujets aux mêmes complications que ceux que nous avons déjà examinés, et demandent le même traitement.

Les oreilles sont aussi quelquefois le siége d'ulcères vénériens qui peuvent être situés, tantôt à l'extérieur, tantôt à l'intérieur; les premiers sont superficiels ou profonds : superficiels quand ils n'attaquent que la peau et le tissu cellulaire sous-cutané; profonds quand ils portent leurs effets jusque sur le cartilage de la conque. Les uns et les autres ulcères sont ordinairement consécutifs et se montrent assez fréquemment.

Le traitement qu'ils exigent doit varier selon les complications qu'ils présentent, et ne devra pas changer malgré la perte de substance qui a lieu quelquefois. Mais quand ces ulcères vénériens existent dans l'oreille, la douleur qu'ils occasionnent est beaucoup plus vive et leurs progrès sont beaucoup plus difficiles à arrêter; la membrane qui tapisse le conduit auditif jouit en effet d'une sensibilité beaucoup plus vive que la peau, et sa structure est beaucoup plus délicate.

Il faut dans ce cas, comme dans tous ceux où les organes sécrètent quelque humeur, de grands soins de propreté; les injections émollientes, calmantes, et même les saignées, si la douleur est trop vive, doivent être mises en usage. Quelquefois la membrane muqueuse est percée, les os qu'elle tapisse sont affectés de carie, et l'ulcère persiste jusqu'à ce que l'on ait guéri cette dernière complication. L'ulcère porte quelquefois son action jusque sur la membrane du tympan : alors cette dernière est perforée, les osselets qui sont dans la cavité du même nom, ainsi que leurs ligaments, sont détruits, ou bien sortent par l'oreille en conservant leur forme naturelle. La maladie est alors plus grave et produit la surdité du côté affecté. La cicatrisation des parties se fait plus ou moins attendre suivant la constitution du sujet et l'intensité des complications.

L'organe de la vue et ses dépendances sont quelquefois le siége d'ulcères vénériens qui peuvent attaquer séparément ou simultanément les différentes parties qui les composent, et y produire des accidents plus ou moins graves suivant l'utilité et l'importance de chacune d'elles.

1° Les ulcères vénériens des paupières sont primitifs ou consécutifs. Comme ceux des différentes parties du globe de l'œil, ils sont primitifs quand le virus y a été appliqué immédiatement, comme dans les baisers par une bouche infectée; ils sont consécutifs lorsqu'ils arrivent longtemps après que l'infection s'est montrée sur d'autres organes.

Du reste, ils sont sujets aux mêmes complications et demandent l'emploi des mêmes remèdes dont nous avons déjà parlé assez au long. On doit seulement remarquer que quand ils ont leur siége sur le bord libre des paupières, ils sont ordinairement plus rebelles et occasionnent presque toujours la chute des cils ; ce dont on doit prévenir les parents du malade et le malade lui-même. La guérison est encore plus longue lorsque l'ulcère, après avoir détruit la peau de la paupière, s'étend en profondeur et intéresse le cartilage tarse sous-jacent : il faut alors employer tous les moyens convenables et avec beaucoup de soins, afin de prévenir ses progrès ultérieurs ; car s'il y avait perte de substance aux paupières et qu'elles fussent percées dans leur milieu, les rayons lumineux, frappant alors continuellement le globe de l'œil, ne manqueraient pas de produire une inflammation d'autant plus vive que sa cause serait permanente, et qui sans doute deviendrait mortelle, comme on en trouve un exemple dans l'histoire du généreux Régulus : dans un cas semblable il faudrait se servir d'un paravue.

Enfin, si les paupières sont entièrement détruites par des ulcères rongeants, on ne peut remédier à cet accident qu'en portant des lunettes à verres bleus ou violets et recouvertes ou garnies d'un voile mobile.

2° Les ulcères vénériens qui attaquent la conjonctive guérissent facilement s'ils sont superficiels : on les rencontre assez souvent sur des enfants qui viennent de naître de parents infectés. Mais leur guérison est plus difficile quand ils s'étendent profondément ; si la conjonctive oculaire est affectée et que l'ulcère soit rongeant, il peut en résulter, par suite de ses progrès, l'évacuation entière des humeurs de l'œil.

Du reste, ces ulcères sont susceptibles des mêmes complications que ceux des autres parties du corps et demandent absolument la même méthode curative ; il faut seulement beaucoup insister sur le régime antiphlogistique, notamment sur la saignée, quand ils sont compliqués d'inflammation.

3° Les ulcères vénériens qui attaquent la cornée transparente sont encore beaucoup plus dangereux ; car, outre les complications communes à toutes les solutions de continuité en général, on doit encore redouter la perte de la fonction départie à cet organe, à cause de la cicatrice opaque qui se forme.

Si, en effet, cette dernière occupe toute l'étendue de la cornée, ou intéresse seulement la partie qui correspond à l'ouverture pupillaire, les rayons lumineux seront nécessairement interceptés. Cette opacité, plus grave encore que la maladie elle-même, est au-dessus des ressources de l'art. La cécité n'arrive cependant pas toujours : c'est lorsque l'ulcère a son siége sur les côtés de la cornée; alors la cicatrice n'apporte presque aucun obstacle à la pénétration de la lumière. Comme l'œil est un organe très important, et que sa perte est très fâcheuse, on doit, dans ce cas, non-seulement mettre à contribution tous les remèdes, soit locaux, soit généraux, que nous avons indiqués, mais encore chercher à produire une irritation dérivative vers une autre partie : ainsi l'application d'un vésicatoire, d'abord à la nuque, puis au bras; ou établir un séton à cette première partie; les ventouses scarifiées dans diverses parties du corps sont très propres à faire arriver au but qu'on se propose, et doivent être promptement employées.

Quoique la cause soit vénérienne et que ces moyens ne l'attaquent pas directement, ils peuvent cependant, par une irritation plus forte, la déplacer en quelque sorte et l'appeler dans l'endroit irrité. C'est ainsi que, dans les blennorrhagies, une violence exercée sur les testicules fait cesser l'écoulement uréthral en produisant le gonflement inflammatoire de ces organes, maladie connue sous le nom de *chaude-pisse tombée dans les bourses.*

Le nez, qui protége l'organe de l'odorat, peut devenir le siége d'ulcères vénériens. Ils peuvent y être distingués en externes et en internes : les premiers sont superficiels ou profonds ; les seconds se bornent aux parties molles, ou bien attaquent les parties dures.

1° Les ulcères externes peuvent avoir leur siége sur le dos, les ailes du nez, ou sur le bord inférieur de la cloison. Presque toujours ils sont consécutifs, à cause de la densité et de l'épaisseur de l'épiderme, et doivent encore être regardés comme tels lors même qu'ayant commencé primitivement à la lèvre ils se sont propagés jusqu'à l'organe de l'odorat. Simples et récents, ils marchent rapidement vers la guérison ; mais s'ils ont été méconnus ou négligés, ils détruisent peu à peu les parties sur lesquelles ils sont situés ; et les complications qui se rencontrent augmentent encore les pertes de substance, ce qui rend la difformité beaucoup plus grande. Aussitôt qu'on est appelé, il faut traiter ces ulcères avec toute l'attention qu'ils méritent. Mais quelquefois, malgré les soins les plus assidus, ils résistent opiniâtrément, et contractent, pour ainsi dire, l'habitude d'être fixés sur le nez. Dans ce cas, comme dans celui d'ulcères à la cornée, il faut non-seulement s'attacher à détruire le mal par un traitement convenable, mais même établir ailleurs un point d'irritation qui déplace la maladie. Le traitement local ne doit point encore être négligé, et dans les ulcères atoniques le nitrate d'argent fondu a souvent produit les meilleurs effets.

Si, malgré tous ces moyens, l'ulcère continue à faire des progrès et ronge la partie qu'il attaque, la perte du nez qui en résulte occasionne une difformité hideuse, à laquelle on ne remédie que par un nez artificiel.

Lorsque l'ulcère est compliqué de quelques vices, le traitement doit être mixte; si par exemple il est scorbutique, et que les symptômes que produit ce vice prédominent sur ceux de la maladie vénérienne, il faut alors oublier en quelque sorte cette complication, et n'avoir égard qu'au scorbut; l'état de faiblesse auquel le malade a été réduit s'oppose à ce que l'on administre le traitement antivénérien, qui, bien loin de diminuer les symptômes, ne ferait que les aggraver.

2° Les ulcères vénériens se manifestent quelquefois à l'intérieur des fosses nasales. Lorsqu'ils sont bornés à la membrane muqueuse, ils guérissent avec facilité; mais ces cas sont rares, et il est plus rare encore qu'on soit appelé à les traiter à cette époque. Le plus souvent les os ne tardent pas à être affectés; peut-être même que l'affection de la membrane muqueuse n'est ordinainairement que consécutive à la leur. La maladie est alors plus grave, plus difficile à guérir: les os qui peuvent être affectés sont : les cornets et l'ethmoïde, le sphénoïde, le vomer et la partie des os maxillaires supérieurs qui concourent à la formation des fosses nasales.

Lorsque les cornets sont malades, comme ces os ne sont unis et ne tiennent à l'os maxillaire que dans une très petite étendue, ils se détachent facilement, et leur chute est bientôt suivie de la cicatrisation de la surface ulcérée. Quand les autres os sont affectés, la guérison est beaucoup plus longue; la séparation des parties osseuses malades se fait très longtemps attendre, et met quelquefois des années entières à s'opérer.

Si la partie de la voûte palatine qui regarde les fosses nasales est le siége de l'affection, il s'établit alors entre ces cavités et la bouche une communication qui, en gênant les fonctions dont elles sont chargées, exige, comme nous le dirons, l'usage d'un obturateur. Ce qui rend encore plus rebelles les ulcères qui sont situés dans les fosses nasales, c'est que l'on ne peut 1° en apprécier exactement l'étendue, 2° en connaître les différentes complications, 3° y appliquer les topiques convenables ; on est obligé de s'en tenir aux injections et aux bains de vapeurs ; 4° le mucus sécrété devient aussi plus acrimonieux ; 5° enfin, les fosses nasales étant plus ou moins sinueuses, le pus qui est sécrété par les ulcères ne peut pas s'écouler convenablement, et doit être regardé comme une cause irritante qui entretient la solution de continuité.

Les remèdes mercuriaux, joints aux sudorifiques longtemps continués, produisent de bons effets : les doses devront aussi être plus fortes, car ce sont des symptômes consécutifs que l'on a à traiter. Ainsi la dose du sirop pourra être portée pendant la durée du traitement jusqu'à 20 kilogrammes; celle du mercure en frictions depuis 9 jusqu'à 12 grammes; celle du sublimé corrosif depuis 2 jusqu'à 3 grammes et au delà.

Si malgré ces doses exagérées les ulcères persistent, il est prudent alors de suspendre le traitement antisyphilitique; car on a observé que, dans des cas semblables, au lieu de les guérir il ne faisait que les entretenir. On doit donc se borner pendant quelque temps aux topiques propres à calmer l'irritation ; il faut surtout conseiller au malade de s'abstenir de toutes préparations mercurielles et de se méfier des conseils que des charlatans pourraient lui donner. La guérison, dans ce cas, est longue, difficile, et ne s'obtient que lorsque les portions osseuses malades se sont entièrement détachées.

Quelquefois cependant, malgré tous les remèdes que l'on a employés, le mal continue à faire des progrès; cela tient sans doute alors à une disposition particulière de l'individu chez lequel le virus vénérien aura réveillé un autre vice qui était pour ainsi dire endormi et qui s'oppose à la guérison. Ce qui rend surtout les ulcères vénériens des fosses nasales très désagréables, c'est la mauvaise odeur de l'haleine, qui est portée à un tel degré que le malade est obligé de se séquestrer de la société.

Enfin il est des cas où un second traitement antivénérien produit les plus heureux effets; c'est ordinairement quand on l'administre à une époque très éloignée du premier qui a été totalement inutile.

La bouche est le siége d'ulcères vénériens qui peuvent occuper l'extérieur ou l'intérieur de cette cavité: les premiers ont leur siége sur les lèvres, leurs commissures, les joues, etc.; les seconds peuvent attaquer toutes les parties qui sont contenues dans cette cavité.

1° *A l'extérieur.* Les ulcères des lèvres sont assez communs; on les distingue en primitifs et en consécutifs.

Les ulcères vénériens primitifs s'observent chez les enfants qui sont allaités par une nourrice infectée, et chez les adultes à la suite des baisers lascifs, et de l'application des lèvres, soit sur le mamelon, soit sur les parties externes de la génération. Ces ulcères primitifs se rencontrent très souvent dans la pratique; les malades qui en sont affectés ont beaucoup de peine à se persuader qu'ils dépendent du virus vénérien, car ils sont survenus sans aucun symptôme aux organes génitaux et sans être précédés du coït; c'est pourquoi ils les négligent ordinairement et leur laissent faire des progrès considérables; souvent même on voit des praticiens qui s'en laissent imposer par les mêmes circonstances, et qui, bien loin de soupçonner le virus vénérien, regardent la maladie comme cancéreuse. Il faut, dans un cas semblable, remonter avec soin aux symptômes commémoratifs et aux phénomènes concomitants, interroger le malade de mille et mille manières pour savoir si la bouche a été mise en contact avec les organes génitaux d'un autre individu; par ce moyen on parvient presque toujours à découvrir la vérité. M. Cullerier nous a cité l'exemple d'une servante d'auberge qui portait un ulcère des lèvres gagné par un seul baiser sur la bouche d'un homme infecté et qui avait été regardé par tous les chirurgiens comme cancéreux; cet ulcère guérit parfaitement au bout de deux mois d'un traitement mercuriel méthodique.

Les ulcères vénériens des lèvres sont simples ou compliqués : tantôt ils sont bornés à une seule lèvre, tantôt, au contraire, ils ont leur siége sur le bord libre de toutes les deux : dans ce dernier cas ils occupent toute la circonférence de la bouche, la froncent en quelque sorte, et se logent dans les intervalles qui séparent les replis, imitant assez bien ceux de la circonférence de l'anus. Cet état de la bouche apporte beaucoup de gêne à l'allaitement de l'enfant; il faut, pour faciliter cette fonction, user de remèdes adoucissants qui relâchent les parties. Les corps gras, onctueux, doivent être mis en usage : le cérat simple, par exemple; mais la graisse fraîche, récente, mérite la préférence, non-seulement dans cette circonstance, mais encore dans les ulcères vénériens du mamelon. Il faut cependant avoir la précaution d'en renouveler souvent l'application pour empêcher qu'elle ne devienne rance. Les complications que peuvent présenter ces ulcères exigent les mêmes précautions que dans les autres circonstances, mais ne se combattent pas avec autant de succès.

Si, par l'insouciance et la négligence du malade, ou bien parce qu'on n'aura pas reconnu la nature de la maladie, l'ulcère continue à faire des progrès, il en résulte des destructions considérables.

2° *A l'intérieur.* Après avoir séjourné à l'extérieur, ces ulcères gagnent l'intérieur et intéressent toute la face interne de la lèvre et la percent dans un ou plusieurs points à la fois en forme de crible. Lorsque les ulcères ont leur siége sur le bord libre des lèvres, près des commissures, la bouche se trouve quelquefois rétrécie par la cicatrisation partielle et séparée; mais il est facile de prévenir cette suite désagréable ou d'y remédier au moyen d'un instrument tranchant. Il n'en est pas de même pour une perte de substance qui a lieu quelquefois sur une des lèvres, et qui, lorsqu'elle occupe la lèvre inférieure, produit, non-seulement la difformité, mais encore une salivation plus ou moins abondante qui finit par être nuisible au malade. A moins que la perte de substance ne soit peu considérable, les ressources de l'art sont ordinairement sans succès. Lorsque les bords peuvent être rapprochés, on doit les aviver, puis les maintenir en contact au moyen des aiguilles et du bandage unissant; en un mot, se conduire ici comme dans une opération de bec-de-lièvre.

Les ulcères vénériens attaquent les joues tantôt de prime abord, tantôt ils ne sont qu'une propagation des ulcères des lèvres. Ordinairement consécutifs, ils peuvent cependant être le résultat d'un contact immédiat, dans un baiser lascif.

La face interne des joues peut encore être le siége d'ulcères dus à toute autre cause que le virus vénérien ; c'est ainsi que l'inégalité de l'arcade dentaire, la carie ou la surface raboteuse d'une dent, en irritant continuellement la membrane muqueuse, peuvent y produire des solutions de continuité que l'on pourrait confondre avec des ulcères vénériens. Dans tous les cas d'ulcères dans l'intérieur de la bouche, il faut d'abord examiner l'état dans lequel se trouvent les dents et les arcades dentaires. En effet, si la solution de continuité a son siége vis-à-vis d'une dent raboteuse ou cariée, et que d'ailleurs il n'existe chez l'individu aucun autre symptôme d'infection vénérienne, on peut fortement présumer que l'ulcère buccal n'est pas dû à cette dernière cause. Dans un cas semblable, il faut conseiller l'avulsion de la dent, ou bien introduire de la charpie trempée dans une liqueur émolliente entre la maladie et sa cause pour faire l'office de corps intermédiaire. Si on ne procède pas attentivement à l'examen que nous venons de conseiller, on s'expose à méconnaître la maladie et à gorger inutilement le malade de remèdes antivénériens qui le fatiguent et qui peuvent même altérer sa santé.

Si, au contraire, l'ulcère est reconnu de nature vénérienne, il offre les mêmes indications à remplir que dans les autres parties du corps; seulement le mode de traitement sera varié suivant la complication qu'il faudra combattre. Cependant, comme l'application des topiques est gênante et difficile, on peut s'en abstenir, en ayant soin de diminuer l'irritation de la bouche au moyen de fréquentes injections émollientes. Traitée à propos, la maladie cède avec la plus grande facilité; mais si, comme cela est ordinaire, l'ulcère est négligé ou mal traité, ses progrès alors augmentent en profondeur, intéressent bientôt toute l'épaisseur de la joue, où ils viennent se montrer au dehors; une fistule salivaire s'établit. Cette évacuation involontaire de salive épuise le malade, nuit aux digestions, produit le marasme, et conduit à une mort plus ou moins prompte; témoin plusieurs exemples rapportés par les pathologistes.

Les gencives sont assez fréquemment affectées d'ulcères vénériens qui occupent ordinairement le bord libre qui enveloppe les dents.

Quelquefois les solutions de continuité dans

cette partie reconnaissent une autre cause : ainsi l'action du mercure, en produisant une irritation dans la bouche, donne naissance à des ulcères qui, au premier coup d'œil, présentent les caractères des ulcères vénériens. Mais il est facile de ne pas tomber dans l'erreur, car, dans les ulcères vénériens, la seule partie de la gencive qui en est le siége est affectée; tandis que ceux produits par le mercure sont accompagnés de salivation abondante qui répand une odeur métallique très sensible, et d'une inflammation qui occupe toute l'étendue des gencives et quelquefois de la membrane muqueuse de la bouche. Cependant, lorsqu'il y a longtemps que les ulcères existent, que l'irritation est presque dissipée, que la salivation n'a plus son odeur *sui generis*, qu'elle est beaucoup moins abondante, qu'enfin la suppuration qui en découle présente les caractères de celle que produisent les ulcérations vénériennes, on peut facilement s'en laisser imposer.

Les ulcères vénériens des gencives sont susceptibles de se compliquer comme ceux des autres parties du corps ; ils demandent des remèdes appropriés à chacune de ces complications; ils guérissent assez facilement, mais cette guérison se trouverait retardée si les os que ces membranes recouvrent étaient affectés de carie ou de nécrose. Le traitement serait sujet à des variations que nous exposerons en détail lorsque nous parlerons de ces affections vénériennes.

La langue est aussi fréquemment le siége d'ulcères vénériens qui, très souvent consécutifs, peuvent cependant être primitifs, 1° chez les enfants qui tettent une mère infectée; 2° chez les adultes qui appliquent cet organe sur des parties infectées par le virus vénérien. Reconnus et méthodiquement combattus, ces ulcères guérissent avec facilité; mais souvent leur nature est méconnue; ils font alors toujours des progrès, sillonnent la langue, ou bien s'étendent en profondeur, la percent à la manière d'un crible s'ils sont nombreux. Quand ils ont leur siége sur les côtés de cet organe, une échancrure plus ou moins considérable en est la conséquence; il est même arrivé quelquefois que la perte de substance très notable ayant réduit la langue à un petit moignon, la prononciation en a été extrêmement gênée, même totalement empêchée.

Il faut se hâter dans ce cas d'avoir recours

aux remèdes convenables, en ayant toujours égard aux complications qui peuvent se rencontrer. Mais il ne faut pas se dissimuler qu'il est quelquefois impossible, malgré l'application la plus judicieuse de tous les moyens appropriés, d'obtenir la guérison : c'est lorsque le virus vénérien a réveillé chez l'individu le virus cancéreux qui était en quelque sorte latent; ou lorsque par un traitement local trop irritant on a fait naître cette terrible dégénérescence. On touche, en effet, trop fréquemment les ulcères de la gorge, quel que soit leur siége, avec de violents caustiques, comme le sulfate de zinc, le muriate d'argent fondu, ou le collyre de Lanfranc, dans lequel le sulfate de cuivre joue le principal rôle. Dans ce cas, comme dans celui des ulcères de la verge, ces applications sont dangereuses si elles ne sont pas faites à propos.

Les douleurs vives et violentes, l'aspect particulier que prend l'ulcère, la matière ichoreuse qui en découle, et surtout le peu de succès des remèdes mercuriaux qui, loin de diminuer, accélèrent les progrès de l'ulcère, font bientôt connaître que la maladie change de nature et qu'elle est nécessairement mortelle lorsque la totalité de la langue est affectée. Si cependant un seul point, comme la pointe, était cancéreux, et que le reste de l'organe fût sain, sans dureté, on pourrait alors, comme le conseille Boyer, circonscrire la partie malade par deux incisions obliques, réunir ensuite au moyen d'un point de suture les bords de la division. Mais il est rare qu'on soit appelé dès le commencement, le plus souvent la maladie a déjà fait de grands progrès. Lorsque l'on a été obligé d'amputer la presque totalité de la langue pour remédier à cette perte de substance considérable, on a proposé différents moyens dont nous parlerons plus bas.

Le voile du palais, ses piliers, la luette, sont souvent le siége d'ulcères vénériens qui s'annoncent par la rougeur, la douleur et l'inflammation; bientôt l'ulcération paraît s'agrandir, faire des progrès plus ou moins rapides, suivant les complications qui peuvent se rencontrer et la négligence ou la promptitude que l'on a apportée à leur traitement.

Récents et bénins, ils guérissent avec facilité au moyen des remèdes mercuriaux et des gargarismes qui emportent la suppuration et empêchent son séjour : il arrive quelquefois que la nature de la maladie est méconnue dès le principe. Comme la gorge est très souvent le siége d'irritations et d'inflammations instantanées, on croit facilement que les douleurs qui se font sentir sont indépendantes du virus vénérien, surtout quand on est dans la fausse persuasion que les symptômes appelés consécutifs ne peuvent pas exister sans que les symptômes primitifs aient précédé, et lorsque le malade assure que les parties génitales ont été constamment saines. Alors les ulcères font toujours des progrès, deviennent de plus en plus rebelles, et finissent par détruire les parties sur lesquelles ils sont situés. Ces accidents, qui ne surviennent que par négligence ou par un traitement peu méthodique, n'ont presque jamais lieu quand on prescrit à temps les remèdes convenables; mais il est une infinité de cas dans lesquels les gens de l'art, n'ayant pas assez d'expérience sur le développement de la maladie vénérienne, s'en laissent imposer. M. Cullerier a vu une femme qui fut le sujet d'une semblable méprise; l'ulcère continua à faire des progrès et ne tarda pas à occuper toute la voûte palatine et le voile du palais, qui fut détruit en totalité. La tisane et le sirop sudorifiques arrêtèrent au bout de quinze jours les progrès de l'ulcère ; ces moyens furent continués pendant deux mois, mais ils ne purent jamais réparer la perte de substance, à laquelle même il fut impossible de remédier par un obturateur.

Quelquefois, lorsque la maladie commence à affecter le voile du palais, les douleurs sont extrêmement vives, et leur intensité même devient pénible. Il faut dans ce cas, comme nous l'avons déjà dit souvent, oublier la maladie vénérienne, pour ne s'occuper que de la complication coexistante. Les antiphlogistiques généraux, les calmants, en gargarisme, conviennent alors, avec les bains de vapeurs, beaucoup mieux que les remèdes mercuriaux, qui non-seulement n'arrêtent pas les progrès des symptômes en opposant une digue à la maladie, mais ne servent même qu'à en augmenter l'intensité. Lorsque la membrane palatine a été percée, que les portions osseuses du palais sont altérées, la guérison est longue : dans ce cas le mal a fait des progrès de dehors en dedans; mais souvent c'est tout le contraire, les os commencent d'abord par être affectés, et la membrane muqueuse qui les recouvre ne l'est que consécutivement; aucune application locale ne pourrait empêcher sa perforation. Il ne faut pas même s'y opposer, car la maladie de l'os est mise à découvert, et les portions osseuses qui s'exfolient peuvent s'échapper par-là. Si après la guérison il reste une ouverture de communication entre la bouche et les fosses nasales, on y remédie par un obturateur.

Les ulcères vénériens des amygdales nous offrent les mêmes réflexions que celles que nous avons déjà faites plusieurs fois, et présentent les mêmes indications. Le gonflement dont ces glandes sont quelquefois le siége, et qui dans certains cas est porté au point de gêner la déglutition, s'il n'est compliqué ni d'inflammation aux parties environnantes, ni de symptômes vénériens, est sans doute produit par une autre cause; dans le doute cependant, on peut recourir aux remèdes antivénériens que l'on abandonne bientôt si les symptômes ne disparaissent pas.

Quoiqu'on ait contesté la possibilité des ulcères du pharynx, l'expérience a néanmoins démontré qu'ils peuvent avoir leur siége dans cette partie. Ils guérissent avec facilité s'ils sont récents, simples et combattus par un traitement approprié; mais quelquefois des complications font que leurs progrès continuent. Après avoir détruit les parties molles, ils se portent sur les os, intéressent leur organisation, ou bien dégénèrent en carcinôme. On voit même ces ulcères se fixer en quelque sorte sur les parties qu'ils attaquent, y prendre racine, si l'on peut s'exprimer ainsi, et résister à toute espèce de traitement. Il faut alors abandonner les mercuriaux qui ne font qu'irriter le mal, et ne mettre en usage que les aliments doux, nourrissants, comme la diète lactée, et l'emploi raisonné des six choses qui composent la matière de l'hygiène.

L'organe de la voix, le larynx, est encore, mais très rarement, le siége d'ulcères vénériens. Une autre maladie avec laquelle on les confond très souvent est la phthisie laryngée : dans beaucoup de cas, il est presque impossible de décider la nature de la maladie et d'en saisir le véritable caractère; pour dissiper les doutes, on doit avoir recours à un traitement antivénérien ; encore ce moyen n'est-il pas la véritable pierre de touche, car il est possible que le virus vénérien soit entièrement détruit et que l'ulcère persiste encore. Le plus souvent cependant la maladie cède ; alors son diagnostic n'est plus incertain. J'ai vu une jeune fille qui présentait tous les signes de phthisie laryngée; nous aperçûmes à la jambe droite une tumeur qui fut reconnue être une exostose ; nous diagnostiquâmes l'existence de la maladie vénérienne; le sirop sudorifique et le deutochlorure de mercure furent mis en usage : tous les symptômes ne tardèrent pas à disparaître. M. Cullerier a rencontré un cas semblable : le cartilage du larynx et les téguments qui le recouvrent étant attaqués et perforés, il se forma une fistule aérienne qui diminuait de jour en jour et laissait espérer la guérison, lorsqu'il perdit le malade de vue. Nicolas Mussa cite encore un exemple analogue.

Parmi les solutions de continuité dont les différentes parties de la bouche peuvent être le siége, et que l'on peut confondre avec les ulcères vénériens, il faut noter les aphthes, très communs chez les jeunes sujets. Ils sont périodiques, accidentels, et momentanés. Lorsque le retour de cette affection existe depuis l'enfance et qu'elle est périodique, il est facile alors d'en reconnaître la nature, et de voir qu'ils tiennent seulement à une disposition particulière de l'individu (stomatite). Mais quand ils surviennent dans l'âge adulte, qu'ils se manifestent à la suite d'un coït douteux, le diagnostic est alors plus difficile à établir. En effet, le milieu blanchâtre, le cercle rouge qui les entoure, les bords élevés et coupés perpendiculairement, la suppuration visqueuse, sont autant de signes que les aphthes partagent avec les ulcères vénériens. Mais comme il ne peut y avoir aucun inconvénient à attendre quelques jours, on se contente de faire usage de gargarismes, et le temps ne tarde pas à lever les doutes. Si l'ulcère est vénérien, ou il continue à faire des progrès, ou bien il reste stationnaire; tandis que le moyen scul que nous venons d'indiquer suffit pour cicatriser les aphthes au bout de sept à huit fois vingt-quatre heures. Mais, nous le répétons, très souvent il est difficile de prendre dans l'ulcère lui-même des caractères suffisants pour établir un diagnostic certain entre ces deux ulcérations qui présentent une si grande analogie.

Les parties qui offrent des enfoncements, comme les aisselles, peuvent devenir le siége d'ulcères vénériens; mais comme ils y sont plus rares que sur les mains ou les doigts de pieds, qu'ils sont susceptibles des mêmes complications et réclament le même traitement, nous allons parler de ces derniers, et on pourra faire les applications raisonnables.

Les ulcères vénériens des doigts et des orteils se remarquent souvent chez les individus pauvres, sales et négligents. La malpropreté qu'ils laissent s'accumuler dans l'intervalle des orteils, où se fait ordinairement l'exhalation d'une humeur âcre, en devient la cause occasionnelle et y appelle en quelque sorte le virus vénérien. Quelquefois même, sans qu'on soit affecté de la syphilis, des solutions de continuité simples se forment dans ces endroits, mais disparaissent promptement par les soins de propreté. Pour distinguer ces deux sortes d'ulcères, on a recours aux signes commémoratifs et aux phénomènes concomitants. Si la personne a eu antérieurement la maladie vénérienne, ou qu'elle offre sur d'autres parties de son corps des traces d'infection, nul doute ne doit rester sur la nature de l'ulcère. Si au contraire le sujet est sale, malpropre, s'il marche habituellement pieds nus, que d'ailleurs on ne trouve aucune trace d'infection, la solution de continuité est simple; alors elle demande un traitement aussi simple qu'elle; récents et bénins, les ulcères des orteils guérissent avec la plus grande facilité ; mais s'ils sont anciens et malins, ils deviennent plus rebelles. Quand ils commencent à se développer, comme ils ne gênent pas encore la progression, on les néglige ordinairement ; les malades n'y font attention que lorsque la marche est tout-à-fait empêchée, ce qui fait que le médecin n'est consulté que très tard.

Ces ulcères sont susceptibles des mêmes complications que ceux que nous avons déjà examinés ; ils demandent absolument le même traitement. Nous devons cependant ajouter les considérations suivantes.

Lorsque M. Cullerier fut chargé de l'hôpital des vénériens, il eut occasion d'avoir à la fois une vingtaine de malades affectés d'ulcères aux orteils qui existaient depuis plusieurs années et qui étaient réputés incurables. Il mit en usage le baume de Fioraventi, dans lequel il trempait de la charpie. Les effets de ce remède furent tels que tous ces ulcères furent cicatrisés au bout de quinze ou dix-huit jours; à l'exception d'un ou deux, qui, quoique moins anciens, étaient devenus au contraire plus douloureux. Encouragé par ce grand succès, il voulut employer également ce topique sur tous les ulcères indolents, quelle que fût l'époque de leur existence; mais il s'aperçut bientôt qu'il n'en retirait pas les mêmes avantages dans tous les cas, et qu'il ne convenait, pour obtenir une guérison prompte, que dans les ulcères anciens et indolents.

Le repos le plus absolu, la situation horizontale et un pansement méthodique sont indispensables dans le traitement de ces ulcères. En effet, la marche et la situation verticale auraient l'inconvénient d'empêcher la circulation dans la partie affectée, de s'opposer au retour facile des liquides, de déchirer la cicatrice par les mouvements. Quant aux pansements, c'est ici le cas de répéter ce que nous avons dit relativement aux ulcères de l'anus, c'est-à-dire qu'il faut que les médicaments que l'on met en usage pénètrent jusqu'au fond de l'ulcère pour empêcher le contact des deux surfaces ulcérées. J'ai moi-même vu sur une jeune fille un semblable ulcère vénérien, qui avait plus particulièrement son siége sur l'endroit où repose l'ongle et qui résista au traitement qu'on mit en usage.

Il est des ulcères vénériens qui sont situés, soit sur les côtés, soit sur la base des ongles;

dans ce dernier cas ils sont ordinairement plus longtemps à guérir, ils occasionnent la mort de l'ongle; du reste ils n'offrent de différence dans leur traitement qu'en ce qu'on est obligé quelquefois d'extraire l'ongle en totalité ou en partie.

Non-seulement les parties que nous venons de désigner, mais encore toutes les parties du corps, peuvent être le siége d'ulcères vénériens. Une jeune blanchisseuse est morte à la Charité d'un ulcère vénérien qui avait rongé les muscles du côté droit de l'abdomen; les intestins et le foie étaient en partie à découvert. Mais, comme ils succèdent ordinairement aux pustules, nous en parlerons à l'occasion de ce symptôme.

DES OBTURATEURS.

On nomme *obturateur* un instrument de chirurgie propre à boucher un trou contre nature qui existe à la voûte du palais, lequel, en établissant une communication entre la bouche et les fosses nasales, rend impossible la déglutition des aliments qui remontent dans le nez, et s'oppose plus ou moins à la formation des sons.

On remédie à ces inconvénients par l'application d'une plaque d'argent, d'or ou de platine mince, qui a un peu plus d'étendue que l'ouverture, et qui doit être légèrement convexe du côté des fosses nasales, un peu concave du côté qui regarde la langue.

1° *Obturateur à éponges.* Du milieu de la face supérieure de la plaque obturatrice s'élèvent deux tiges d'argent, plates et élastiques, destinées à embrasser une petite éponge ; l'éponge ainsi assujétie est portée dans le nez par l'ouverture du palais; alors les mucosités du nez faisant gonfler l'éponge, la plaque est maintenue en situation.

Tel est l'obturateur décrit par Ambroise Paré et auquel on a apporté dans la suite de légers changements pour assujétir l'éponge. Les inconvénients qu'on lui a reprochés et qui en ont fait abandonner l'usage sont de n'être pas fixé par un degré de force convenable, de n'empêcher qu'imparfaitement le passage de l'air et des aliments de la bouche dans les fosses nasales, de produire une puanteur du nez occasionnée par la décomposition du mucus qui imbibe l'éponge.

2° *Obturateur fixé aux dents*. Il est formé d'une plaque d'où partent deux branches, se dirigeant de chaque côté vers les dents molaires et se terminant par une autre petite plaque concave, propre à embrasser une dent contre laquelle on la fixe au moyen de fils. Cet obturateur convient surtout pour les ouvertures du voile du palais, et sur lesquelles on ne peut prendre de point d'appui.

3° *Obturateur à ressort*. Ils se compose d'une plaque palatine, sur la convexité de laquelle on fixe un ressort à deux branches écartées. Quand on veut en faire usage, on rapproche les deux branches du ressort avec des pinces pour les introduire dans l'ouverture de la voûte palatine ; quand on les abandonne, elles s'appliquent sur les bords de l'ouverture pour retenir la plaque en obéissant à leur élasticité ; elles exercent une compression plus ou moins forte et ne peuvent être enlevées sans effort.

4° *Obturateur à ailes mobiles.* Lorsque l'ouverture palatine est plus large que longue, ou plus longue que large, on fixe sur la plaque qui la doit boucher, et qui est toujours plus grande qu'elle, une autre petite plaque de la largeur du grand diamètre de l'ouverture. Quand elle est introduite, on la tourne en travers au moyen de la tige mobile qui la retient ; les extrémités de cette plaque prennent leurs points d'appui sur les parties du plancher des fosses nasales qui correspondent à l'endroit le plus étroit de l'ouverture ; tel est celui qu'indique encore Ambroise Paré.

Fauchard s'est servi d'un moyen analogue ; mais, au lieu d'une petite plaque mobile, il employait des ailes dont l'une était mobile et l'autre fixe. Pour placer cet obturateur, on introduit d'abord l'aile fixe à la place qu'elle doit occuper ; on fait passer ensuite l'aile mobile par le grand diamètre de l'ouverture, puis on la tourne en travers, vis-à-vis l'aile fixe, où elle s'applique sur le plancher des fosses nasales. Par la suite son auteur rendit les deux ailes mobiles.

Lorsque la destruction de la voûte palatine est accompagnée de celle de quelques dents de la partie antérieure de la mâchoire supérieure, on peut disposer le râtelier qui les remplace de manière à ce qu'il fasse corps avec l'obturateur. Cet instrument composé, étant alors d'une seule pièce, offre l'avantage de pouvoir se fixer d'une part sur le plancher des fosses nasales par l'obturateur, tandis que de l'autre il s'attache par le râtelier artificiel avec les dents voisines; cette complication ne nuit pas à la solidité des deux pièces, qui, au contraire, semblent se soutenir mutuellement.

5° *Obturateur à mécanique.* Il se compose de la plaque palatine, percée dans son milieu d'un trou qui reçoit une tige à canon, creuse, de quatre à six lignes; le sommet de cette tige présente quatre échancrures, et les ailes s'articulent sur les deux latérales; enfin le canon de cette tige est traversé par une vis surmontée d'un écrou; la tête de la vis présente en bas une tête échancrée, et l'écrou qu'elle reçoit en haut offre deux saillies ou avances sur les côtés. Quand on introduit l'instrument dans l'ouverture du palais et qu'on l'a mis en place, on fait mouvoir la vis au moyen de la clef, dans le sens propre à appeler l'écrou; celui-ci, en s'abaissant, appuie ses avances sur les ailes et les rend horizontales, de verticales qu'elles étaient quand on les a introduites, ce qui les force de s'appliquer sur le plancher des narines pour y prendre un point d'appui.

Jusqu'ici nous n'avons fait mention que des moyens propres à remédier à une perte de substance de la voûte palatine; mais quand le voile du palais est percé de part en part ou qu'il a été totalement détruit, il faut, dans ce dernier cas, le remplacer artificiellement par un autre. On peut voir, dans le Traité des maladies de la bouche par M. Gariot, la description de celui que M. Cullerier a fait construire.

Lorsque le voile du palais est seulement perforé et que l'ouverture est située dans le milieu même de son étendue, on peut employer alors l'instrument suivant: il consiste en une plaque d'argent très mince, de laquelle part une tige aplatie très mince aussi, et par conséquent facile

7

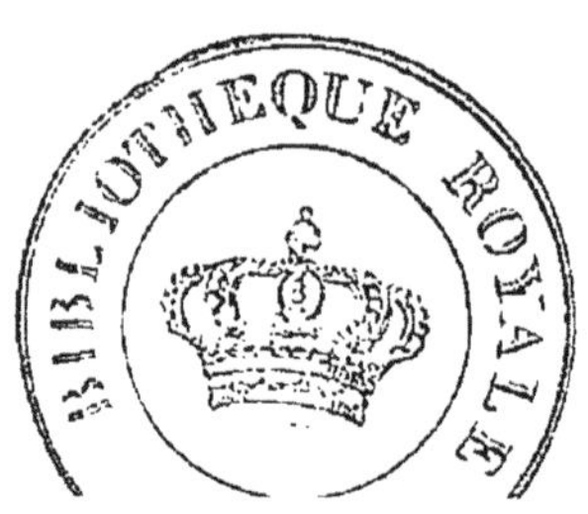

à céder au moindre mouvement. Cette tige se termine par une autre petite plaque. Sur les côtés de cette tige il part, à droite et à gauche, une aile contournée en zigzag, et qui peut, par son extrémité, se fixer aux molaires supérieures. Voici quelles sont les fonctions de chacune de ces parties : 1° la grande plaque doit boucher la perte de substance du voile du palais; 2° la tige aplatie et la petite plaque qui la terminent antérieurement doivent reposer et prendre leur point d'appui sur la voûte palatine; 3° les deux ailes en zigzag viennent se fixer aux dents correspondantes et servent encore plus à assujétir l'instrument, qui, à raison du peu d'épaisseur de sa tige, cède aux divers mouvements du voile du palais, dont l'ouverture est toujours bouchée par la grande plaque; mais, nous le répétons, pour que cet instrument remplisse le but qu'on se propose, il faut que le voile du palais soit perforé dans son milieu.

(Je conseille, pour de plus amples renseignements, de lire l'article de M. Désirabode et de visiter les pièces curieuses qu'il possède dans son cabinet.)

DES PUSTULES VÉNÉRIENNES.

Le mot *pustule* signifie élevure, saillie, développement sur le derme ou tissu cutané.

Ce symptôme de la syphilis paraît être le premier qu'on ait observé; aussi définissait-on la maladie vénérienne : une affection consistant dans l'apparition de pustules, soit aux parties génitales, soit dans les autres parties du corps. Ce signe, quoique assez fréquent, ne paraît cependant pas toujours le premier.

Les formes sous lesquelles les pustules vénériennes se sont présentées aux médecins ont été extrêmement variées, et les espèces qu'on en a observées peuvent se réduire aux douze suivantes :

1° *Formicées*. La saillie de la peau est à peine sensible; il y a changement de couleur à la peau. Cette tache rouge, semblable à la morsure d'une fourmi ou à la piqûre d'une puce, vient de la rupture de quelques vaisseaux sanguins ; elle est très circonscrite et a environ une ligne ou deux de diamètre.

2° *Ortiées*. La saillie est plus marquée; elle a une ligne de diamètre et un quart de ligne de développement; son centre offre un point rouge; on les observe rarement.

3° *Miliaires*. On a donné ce nom à une espèce de pustule dont le sommet est jaunâtre ou couvert d'une matière de cette couleur, qui, en se séparant, ressemble à un grain de millet.

4° *Vénériennes galeuses*. Quoique le vice psorique ne soit pour rien dans la production de ces pustules, on a cru cependant pouvoir les appeler ainsi à cause de leur ressemblance avec les boutons de gale. Très nombreuses, très multipliées et quelquefois groupées les unes sur les autres, elles offrent la forme d'un cône dont la surface est recouverte de croûtes ou d'écailles.

5° *Lenticulaires*. La saillie est plus considérable, les tubercules, noirs et aplatis, imitent assez bien une lentille, d'où vient leur nom. Tantôt disséminées, tantôt plus rapprochées les unes des autres, ces pustules sont recouvertes d'une écaille qui tombe au bout d'un temps plus ou moins long.

6° *Merisées.* La saillie est plus considérable ; la surface est lisse, régulière, la peau qui la recouvre est rouge, semblable à la couleur de petites cerises.

7° *Tuberculeuses, croûteuses.* On leur donne ce nom lorsqu'il existe des tubercules aplatis et recouverts plus ou moins par des croûtes épaisses qui tombent et se réparent successivement.

8° *Écailleuses.* La saillie est peu marquée ; la croûte qui la recouvre n'adhère jamais dans toute son étendue : tantôt c'est par le centre, tantôt par la circonférence ; une partie de son étendue est douce, libre et flottante, ce qui la fait comparer aux écailles de poisson.

9° *Dartreuses.* Leur surface est excoriée ou ulcérée ; il y a des fentes ou fissures ; il s'y forme des croûtes peu épaisses, régulières, fortement adhérentes.

10° *Ulcérées, croûteuses.* La peau est alors attaquée dans toute son épaisseur ; c'est un véritable ulcère, qui va même jusqu'à attaquer le tissu cellulaire, et qui devrait être rangé parmi les ulcères vénériens si la croûte qui en recouvre la surface et fait une saillie plus considérable ne lui assignait sa place dans la classe des pustules.

11° *Serpigineuses, mobiles.* Quelquefois les pustules marchent, se portent d'une partie à l'autre en imitant les serpents dans leur manière de ramper.

12° *Végétatives.* Enfin, la peau présente quelquefois un développement vasculaire approchant des végétations, qui est pour ainsi dire l'anneau unissant la pustule aux végétations proprement dites.

De toutes ces pustules, on en compte seulement trois espèces qui peuvent se manifester primitivement : ce sont les tuberculeuses, les ulcérées et les merisées. On doit même ajouter que l'ulcération de celles qui ont leur siége aux parties génitales et à la partie supérieure des cuisses ne dépend que du frottement réitéré que ces parties, dont la peau est délicate, exercent l'une contre l'autre.

Le siége de ces pustules est toujours dans l'endroit même qui a reçu l'infection ; ainsi les parties génitales, la bouche, l'anus, etc., peuvent en offrir des exemples dans l'un et l'autre sexe.

Les pustules consécutives se sont montrées aux anciens, qui ont remarqué qu'elles attaquaient les parties habituellement découvertes, comme le visage, les mains. L'expérience prouve, du moins aujourd'hui, que ces parties n'en sont pas plus souvent affectées que les autres; le tronc et les membres en sont fréquemment le siége. Mais cette maladie a présenté tant de modifications et de variétés depuis qu'on l'a observée pour la première fois, qu'on ne doit pas être étonné de cette remarque des anciens. Nous devons dire ici, comme pour les ulcères vénériens, que des pustules vénériennes peuvent se montrer sur toutes les parties du corps sans que les endroits qui ont été le siége de la contagion aient été primitivement affectés.

Il y a beaucoup de maladies cutanées étrangères à l'affection syphilitique et qui ont cependant longtemps été confondues avec celles qu'elle produit; les unes existent encore et se montrent fréquemment; les autres au contraire sont extrêmement rares aujourd'hui, surtout dans nos climats. Nous allons les parcourir successivement afin de faire ressortir leurs caractères distinctifs.

Communes au bas-ventre et à la poitrine, les pustules hépatiques se manifestent sous la forme d'une éruption jaunâtre; l'épiderme qui recouvre ces petites taches se sépare par parcelles. Cette maladie dépend rarement du virus vénérien ; elle reconnaît ordinairement pour cause un vice organique du foie.

La quatrième espèce de pustule que nous avons distinguée a quelque analogie avec la gale ; mais pour confondre ces deux affections il faudrait avoir vu bien peu de galeux. Au premier coup d'œil, on pourrait cependant se méprendre ; mais, par un examen attentif, il est facile d'éviter l'erreur. Les pustules vénériennes, en effet, ne sont pas prurigineuses ni contagieuses par le simple contact de la peau, et s'accompagnent presque toujours d'autres symptômes de la maladie.

Les *bourgeons* ou *échauboulures* peuvent être instantanés ou stationnaires et en imposer pour la maladie vénérienne.

La différence que l'on peut cependant apercevoir, c'est qu'elles paraissent subitement, ne sont suivies d'aucun symptôme vénérien et disparaissent sans qu'on ait recours à aucun traitement antisyphilitique.

Le *charbon* a encore été confondu avec les ulcères vénériens ; mais ce qui distingue ces deux maladies, c'est que la douleur est beaucoup plus vive dans la première, et que sa marche est plus rapide, soit dans son apparition, ses progrès ou sa terminaison.

Les *dartres* ont encore quelque analogie avec certaines éruptions vénériennes. Lorsqu'on manque de signes commémoratifs ou concomitants pour les différencier, elles se ressemblent si fidèlement qu'il est impossible de les distinguer; souvent on a pris pour vénériennes des éruptions qui étaient simplement dartreuses, et *vice versâ*. Il n'y a que les signes commémoratifs qui dans ce cas puissent soulever le voile. En effet, si l'individu n'a jamais eu la maladie vénérienne et qu'il ne se soit pas même exposé à la contracter, si les parents ont été également sujets aux dartres, on peut fortement présumer alors que la maladie n'est pas vénérienne. Dans le cas où il resterait encore quelque doute, il faut toujours recourir au traitement antivénérien, qui devient alors une véritable pierre de touche.

L'*impétigo*, ou ulcère serpigineux est tantôt vénérien, tantôt dépendant d'une autre cause; les points de contact qui existent entre ces deux maladies sont très nombreux, et nous pouvons faire ici les remarques que nous avons faites à l'occasion des dartres.

L'*éléphantiasis*, très commun à l'époque où l'on parla pour la première fois de la maladie vénérienne, est beaucoup plus rare de nos jours : on lui a donné ce nom, 1° parce que la peau rugueuse et fendillée à l'extérieur ressemble à celle de l'éléphant, 2° ou bien parce que les extrémités inférieures, devenant très grosses, ressemblent alors aux extrémités de cet animal, 3° ou bien parce que cette maladie a une existence de longue durée comme l'animal dont elle porte le nom.

La suppuration abondante et sanieuse qui s'échappe des anfractuosités profondes et ulcérées se dessèche et forme une croûte plus ou moins épaisse. M. Cullerier nous a rapporté l'observation suivante : un homme était atteint de cette grave maladie, les symptômes étaient portés au plus haut degré d'intensité; les extrémités inférieures surtout ressemblaient à de grosses colonnes; le pied conservait sa grandeur naturelle et était pour ainsi dire enseveli sous une masse énorme de peau distendue et engorgée, qui semblait se détacher des malléoles et figurait une espèce de moignon. Cet homme fut conduit sur une charrette à Bicêtre, où il fut placé dans une chambre et mis à l'usage d'une tisane amère; des applications d'eau de sureau aiguisée de vinaigre furent faites. Les secousses produites par un voyage de deux lieues sollicitèrent l'action tonique des parties, lesquelles diminuèrent subitement de volume; tirant de ce phénomène la plus heureuse indication, M. Cullerier pensa que le mouvement seul, aidé des toniques, pourrait singulièrement favoriser le développement des forces de la nature; son espoir ne fut point déçu. Incapable de marcher seul, le malade fut traîné dans une brouette. Au bout de trois ou quatre mois, les extrémités inférieures avaient presque repris leur forme et leur volume naturels; le malade était alors en état de faire cinq à six lieues en ayant la précaution de serrer un peu sa jambe.

La *lèpre*, plus commune autrefois qu'aujourd'hui, était regardée comme incurable et contagieuse. Elle consiste dans un ou plusieurs ulcères qui se manifestent sur tout le corps indifféremment. Elle n'en occupe qu'une partie, ou le recouvre tout entier; elle est accompagnée d'un engorgement très considérable du tissu cellulaire; le pus qui en découle est également sanieux, mais ne se dessèche pas comme dans l'éléphantiasis.

La ressemblance de la lèpre avec les ulcères ou pustules vénériennes est si grande que tour à tour on a pris pour vénérien ce qui ne l'était pas, et qu'on a pris pour n'être pas vénérien ce qui l'était réellement. D'ailleurs les variations sous lesquelles la lèpre a pu se présenter justifient en quelque sorte les auteurs de cette méprise. Ce qui prouve d'ailleurs qu'il doit y avoir nécessairement un point de contact ou de similitude entre la lèpre et la maladie vénérienne, c'est que plusieurs auteurs, qui ont observé à la fois ces deux affections, ont cru qu'il n'existait entre elles aucune différence. Or, qui aurait pu avancer une proposition semblable si les symptômes eussent eu des différences remarquables?

Le *pian*, maladie qui se manifeste principalement dans les îles, où elle est endémique et contagieuse, a été considéré comme tout-à-fait indépendant de la maladie vénérienne, tandis que d'autres l'ont regardé comme n'en étant qu'une modification. M. Cullerier avoue qu'il ne connaît pas assez cette affection que l'on dit accompagnée de développement du tissu cutané; mais il fait observer cependant qu'il a vu une ou deux fois des pustules d'un caractère particulier qui ne ressemblaient pas aux pustules ordinaires et dont la guérison a été beaucoup plus difficile, malgré un traitement méthodique et longtemps continué; il demande si l'on doit rapporter au pian ces pustules dont la nature lui est inconnue.

Pustules primitives. Il en est trois espèces, avons-nous dit : 1° les tuberculeuses, 2° les ulcérées, 3° les merisées. Leur grandeur varie singulièrement. L'ulcération qui se manifeste dépend le plus souvent de la négligence, de la malpropreté des malades ou des frottements réitérés que les parties éprouvent; les anciens ont observé, en effet, que les pustules ulcérées étaient plus fréquentes chez les pauvres que chez les riches. Toutes doivent être combattues à la fois par un traitement local et général. Le virus absorbé par les parties sur lesquelles il a été déposé est porté dans le torrent de la circulation, où il doit nécessairement infecter toute l'économie. Cette considération suffit sans doute pour combattre victorieusement la prétention de ceux qui croient pouvoir procurer la guérison de ce symptôme par les seuls topiques. Le mercure en friction, ou administré sous la forme de sel, remplit le but qu'on se propose, sans avoir recours aux sudorifiques, dont l'inutilité est évidemment reconnue pour les infections vénériennes récentes.

Le traitement local doit varier suivant les phénomènes qui peuvent compliquer ces pustules. Si elles sont simples (nous parlons principalement des ulcérées), l'onguent mercuriel appliqué sur la charpie convient parfaitement; mais s'il y a douleur et inflammation, les émollients et les narcotiques, comme l'infusion de graine de lin et la décoction de têtes de pavots, ou bien la dissolution d'extrait gommeux d'opium, doivent être préférés. Lorsque l'ulcère fournit une suppuration abondante et de mauvais caractère, on doit mettre en usage le digestif simple fait avec l'huile d'hypericum, le jaune d'œuf et la térébenthine, que l'on rend quelquefois composé en ajoutant un peu d'onguent mercuriel.

Rien n'est plus variable que le temps que ces pustules mettent à guérir; en général cependant il est relatif à chaque complication.

Il est des cas où il ne faut pas se presser de faire des applications locales: c'est chez les individus qui ne se soumettent qu'avec peine aux remèdes généraux. Il serait à craindre, en effet, qu'une fois les symptômes locaux disparus par l'emploi des topiques, les malades ne voulussent pas continuer les médicaments antivénériens; la maladie ne tarderait pas à reparaître, alors plus rebelle, et les individus jetteraient la faute sur le médecin. En tardant ainsi à combattre les pustules localement, on gagne du temps pour faire prendre à l'intérieur une dose suffisante de médicaments mercuriaux.

Pustules consécutives. Les neuf espèces de pustules qui nous restent encore à examiner figurent au nombre de celles qui sont constamment consécutives; tandis que les trois espèces précédentes, qui peuvent aussi être consécutives, portent cependant quelquefois le caractère primitif.

Le traitement local, uni au traitement général, est également utile et nécessaire dans ce cas. Quoiqu'on puisse en procurer la guérison au moyen des frictions mercurielles ou des sels de même nature, cependant on a observé que l'emploi simultané de l'une de ces méthodes avec les sudorifiques produit une guérison plus certaine. Or, ce serait manquer à l'un des préceptes de l'art que de ne pas suivre cette marche.

Dans l'espèce des pustules formicées, il y a sur la peau une élévation légère, qui n'est sensible ni à l'œil ni au toucher ; la couleur de la peau vient, ou du sang extravasé, ou d'une dilatation des vaisseaux capillaires sanguins. Le traitement général guérit bien la cause qui les produit, mais ne rétablit point seul la peau dans son état naturel : celui-ci même ne reparaît qu'au bout d'un temps quelquefois très long. La tache cutanée devant être considérée ou comme une petite ecchymose ou comme une petite dilatation vasculaire, les résolutifs et les astringents conviennent très bien. Ainsi, dans les cas où l'éruption pustuleuse n'est pas générale, on doit, à l'exemple de M. Cullerier, qui en a retiré de bons effets, avoir recours à des applications de compresses trempées dans des dissolutions salines que l'on aiguise avec un peu d'eau-de-vie. Si, au contraire, l'éruption était générale, il faudrait faire usage d'un bain salé, dont les effets seraient bien moins énergiques puisque l'application n'est que momentanée.

Semblables aux éminences que l'on voit survenir à la suite de la piqûre faite par l'*urtica urens*, les pustules ortiées présentent une élévation légère sans altération et sans changement de couleur à la peau, excepté au centre qui est un peu rouge. Prises de bonne heure, elles guérissent facilement; mais elles se changent en pustules miliaires quand elles sont négligées; du reste elles demandent à l'intérieur et à l'extérieur le même traitement que les précédentes.

Résultat ordinaire des pustules ortiées, les pustules miliaires se rencontrent rarement dans la pratique. Le traitement général indiqué est absolument le même. Quant au traitement local, il n'y en a pas, à proprement parler, de particulier, si ce n'est les bains, les soins de propreté et toutes les applications topiques qui peuvent hâter le développement des croûtes qui les recouvrent.

Les pustules vénériennes galeuses sont assez souvent faciles à guérir, et le traitement général suffit presque toujours; cependant quelquefois la consistance de ces pustules est très grande, et la résolution ne s'en opère qu'avec peine. Alors les topiques, comme l'eau ou l'onguent mercuriel, concourent efficacement à les faire disparaître. Si cependant l'éruption était généralement répandue sur tout le corps, il ne faudrait y avoir recours qu'autant que la guérison en serait impossible par les autres moyens mis en usage.

Les pustules lenticulaires présentent absolument les mêmes indications et demandent la même méthode curative. Si elles disparaissent quelquefois avec facilité, il faut convenir que dans d'autres circonstances elles offrent une grande résistance, surtout lorsqu'elles sont anciennes et qu'elles ont été mal combattues. Les parties qui en sont le siége s'habituent pour ainsi dire à leur présence; elles ne reviennent que difficilement à leur état naturel. La dureté qui accompagne quelquefois ces pustules est égale à celle de petits graviers. Le cérat mercuriel appliqué sur elles a produit des effets bien différents: quelques-unes ont entièrement cédé à son action, d'autres, au contraire, sont devenues noires, véritablement gangréneuses, et l'ulcère qui est résulté de la chute des eschares s'est cicatrisé avec promptitude. Ce fait a été observé par M. Cullerier, qui en fut effrayé d'abord. Faut-il attribuer ce phénomène à l'application du cérat mercuriel jointe au traitement général? ou bien est-il dû à une mort véritable de la partie? C'est ce qu'il est très difficile de décider. Il paraît cependant plutôt tenir à l'action vive du médicament sur une partie qui jouissait à peine de la vie, de même qu'on voit la chaleur trop forte occasionner la gangrène d'un membre profondément refroidi.

Nous avons déjà vu que les pustules merisées pouvaient être primitives, et nous avons indiqué les moyens de les combattre. Lorsqu'elles sont consécutives, la résolution est beaucoup plus longue à s'opérer; mais on a les mêmes indications à remplir que dans les cas précédents. On doit seulement remarquer que les pustules merisées n'étant pas ordinairement très nombreuses, les topiques peuvent toujours y être appliqués; lorsqu'il n'y en a que deux ou trois, et que la résolution en est très longue ou impossible, le plus court parti est d'en faire la ligature.

C'est surtout dans le cas de pustules écailleuses que les bains, joints aux médicaments généraux, sont avantageux. La chute des écailles a lieu plus ou moins promptement. Lorsqu'on a seulement à combattre le virus vénérien, la guérison s'obtient facilement; mais si le vice dartreux y est pour quelque chose, ces pustules sont bien plus rebelles. Quelquefois même, malgré le traitement le plus méthodique, la maladie résiste, ou, si elle guérit dans une partie, elle ne tarde pas à se manifester sur une autre.

Le diagnostic des pustules dartreuses vénériennes présente beaucoup de difficultés. Mais si la maladie est simple, les applications mercurielles, jointes à un traitement général, suffisent pour la faire disparaître. Si au contraire les deux vices existent à la fois, elle est très opiniâtre ; alors il faut insister plus longtemps sur les remèdes antivénériens et sur les antiherpétiques.

La forme des pustules tuberculeuses croûteuses varie singulièrement : tantôt les tubercules sont arrondis, saillants ; d'autres fois ils sont plus larges et aplatis. Ce symptôme fixa principalement l'attention des premiers auteurs qui ont observé la maladie vénérienne. La croûte qui les recouvre se sépare facilement quand on fait des applications mucilagineuses ou de substances grasses. Vingt-quatre heures suffisent ordinairement. Les anciens avaient comparé la calotte croûteuse à la capsule qui recouvre le fruit du chêne, et la pustule qui reste au gland lui-même. Cesse-t-on de faire des applications, une matière sanieuse suinte, se dessèche et forme une croûte qui augmente de jour en jour, acquiert quelquefois six ou sept lignes d'épaisseur. Elle se détache bientôt par une application nouvelle, mais ne tarde pas à se renouveler si on néglige le traitement général. Quand on administre les remèdes antivénériens, à mesure que le mercure pénètre dans le corps, le virus vénérien est détruit, la sanie sort de la pustule en moins grande quantité, cesse totalement de couler, et la pustule se résout. Récent et méthodiquement combattu, ce symptôme guérit facilement; mais l'ancienneté le rend très opiniâtre. Il est des cas où la surface de la pustule, étant pâle et dans un état d'atonie, demande à être touchée par le nitrate d'argent fondu, qui la détruit en partie, et, par la titillation qu'il y occasionne, produit la résolution de ce qui reste encore. Cette espèce de pustules, fréquente autrefois, devient aujourd'hui beaucoup plus rare. A quoi cela peut-il tenir? On l'ignore. On doit cependant remarquer que les symptômes consécutifs de la maladie vénérienne, comme les exostoses, la carie, etc., sont beaucoup moins communs qu'autrefois, ce qui tient probablement à ce que les malades peuvent tout de suite venir réclamer des secours dans les hôpitaux, où ils sont reçus en grand nombre, puisque les lits n'y sont plus en quantité déterminée, ni en si petit nombre qu'autrefois.

De cette manière, la maladie n'a pas le temps de faire des progrès. De là résulte cette conséquence bien naturelle que les symptômes consécutifs d'une maladie qu'on attaque dès son principe doivent être rares.

Il faut distinguer les pustules vénériennes ulcérées et croûteuses des ulcères vénériens proprement dits. Or, ceux-ci donnent une suppuration liquide qui s'écoule assez facilement, tandis que celles-là fournissent une matière épaisse, visqueuse, ténue, et qui, en se desséchant promptement au contact de l'air, forme une croûte plus ou moins épaisse. Quand elles sont accompagnées d'irritation, on doit avant tout appliquer de la charpie couverte d'un digestif simple sur la surface ulcérée, et recouvrir le tout d'un cataplasme émollient. La guérison se fait plus ou moins attendre, selon l'étendue, les complications et l'ancienneté de ces pustules. Si le tissu cutané est complètement détruit, que l'irritation se porte jusqu'au tissu cellulaire, le traitement local doit être continué plus longtemps. Si les vices scorbutique, scrofuleux, cancéreux s'y mêlent, la maladie locale est alors plus rebelle, et peut même rentrer dans la classe des affections incurables.

Les pustules vénériennes serpigineuses sont absolument de la même nature que les précédentes. Faciles à guérir quelquefois, souvent aussi elles sont plus rebelles. Il est même des circonstances où la cicatrice s'opère dans un endroit tandis que l'ulcération fait des progrès dans un autre, malgré qu'on ait détruit le vice vénérien au moyen d'un traitement convenable; ce qui tient sans doute aux différents vices qui peuvent compliquer la maladie vénérienne.

Comme nous l'avons déjà dit, les pustules végétatives servent de passage, de moyen de transition des pustules proprement dites aux végétations ou excroissances.

C'est pourquoi, ayant le plus grand rapport avec ces dernières, ce que nous allons en dire conviendra parfaitement aux autres; le même traitement leur étant absolument applicable.

DES EXCROISSANCES.

On appelle *excroissances* tout développement sur la peau, avec ou sans altération du tissu de cette dernière.

C'est d'après cette considération qu'on en distingue deux sortes : les excroissances proprement dites et les végétations.

Les premières, qui ne sont que l'allongement de la peau, se manifestent aux petites lèvres, au prépuce, à l'anus. Lorsqu'elles sont terminées par un tubercule arrondi, elles portent le nom de *condylômes;* elles reçoivent celui de *crêtes de coq* quand elles sont aplaties latéralement, et que leur bord convexe est découpé en plusieurs parties.

Les secondes, au contraire, quoique situées sur la peau, ne sont pas tout-à-fait de même nature; elles percent en quelque sorte le tissu cutané et l'épiderme, à peu près comme les graines des végétaux percent la terre pour lever.

Les noms qu'on leur a imposés varient suivant l'objet auquel on a comparé leur forme. Petites, rouges et arrondies, on les nomme *groseilles;* plus considérables et d'une surface inégale, on les appelle *fraises;* plus grandes encore et plus profondément sillonnées, on les désigne sous le nom de *framboises;* très inégales, divisées en plusieurs branches qui viennent aboutir à la même tige ou pédicule, quel que soit d'ailleurs leur volume, elles sont appelées *choux-fleurs.* Enfin on en désigne d'autres, que l'on nomme *poireaux*, lesquelles tiennent le milieu entre les espèces que nous avons désignées; on les reconnaît à un petit tubercule sous-cutané, blanchâtre, et présentant dans son milieu une cicatrice peu étendue.

Il n'est aucune partie du corps sur laquelle ces excroissances vénériennes ne puissent se manifester. Celles que nous désignons sous le nom d'*excroissances* proprement dites se développent sur le prépuce, les petites lèvres, mais plus ordinairement à l'anus, où, par plusieurs circonstances, la peau est sujette à être distendue. Les individus hémorrhoïdaires sont plus spécialement exposés au condylômes. Quant aux végétations, on les rencontre plus ordinairement chez l'homme : le prépuce, le gland, la peau de la verge et le scrotum peuvent en être le siége. Chez la femme, où les parties externes de la génération sont continuellement abreuvées par une matière qui s'écoule du vagin, et qui, en les ramollissant, les rend plus susceptibles d'être impressionnées, on en remarque fréquemment. On en voit encore quelquefois aux parties tendres et délicates de la figure, comme les yeux, le bord libre des lèvres, l'oreille, la bouche et les organes qui y sont contenus. Elles sont plus rares sur les autres régions du corps à cause de l'épaisseur et de la densité de la peau et de l'épiderme qui la recouvre. Non-seulement les végétations peuvent avoir leur siége à l'extérieur, mais elles peuvent encore occuper les parties internes. *Leoniceus* et *Corvisart* disent en avoir reconnu, l'un dans l'intérieur du canal alimentaire, l'autre dans le cœur ou dans les gros troncs artériels.

La cause des végétations dont nous parlons est sans contredit le virus vénérien; mais, comme nous l'avons fait remarquer pour les symptômes vénériens précédents, on rencontre également dans la pratique des végétations qui sont totalement indépendantes du virus vénérien, et qui ont une si grande ressemblance avec les premières, que les signes consécutifs et commémoratifs peuvent seuls dissiper les doutes. Quelle pourrait donc être la cause de ces végétations sur un individu sain? c'est ce qu'il n'est pas facile de décider. On les rencontre assez souvent chez les femmes enceintes, comme M. Cullerier nous en a cité des exemples. On pourrait croire alors que la compression exercée sur les gros vaisseaux de la matrice développée, en mettant un obstacle à la circulation du sang, y dispose certaines femmes, de la même manière que chez d'autres elle produit des dilatations variqueuses. Mais, chez celles qui ne sont point enceintes et qui jouissent d'une bonne santé, à quoi peut-on les attribuer? Ira-t-on en chercher la cause dans une menstruation immodérée, qui, en produisant une turgescence continuelle dans les organes, finit par donner naissance aux végétations? ou bien ira-t-on accuser un principe morbifique interne qui, fixé sur ces parties, les stimule et produit le même phénomène; en appuyant cette théorie par l'exemple des individus qui, sans cause vénérienne, voient se manifester sur leur corps des poireaux, des verrues, etc.? Je crois qu'à ce sujet on ne pourrait faire que des conjectures plus ou moins probables. Ce qu'il y a de bien sûr, c'est que ces végétations spontanées disparaissent aussi spontanément chez les femmes qui sont enceintes après leurs couches, et chez les autres au bout d'un temps plus ou moins long, sans aucun traitement antivénérien. Ces faits doivent engager le médecin à être circonspect dans ses jugements.

Le pronostic des excroissances est ordinairement peu fâcheux : c'est lorsqu'elles sont simples et ne sont accompagnées d'aucun accident; mais il ne faut point oublier d'avertir le malade que sa guérison sera longue et difficile. Un traitement général seul ne peut jamais faire disparaître entièrement la maladie.

Traitement. Comme pour les pustules, le traitement des excroissances est général ou local.

Le premier se compose des médicaments antivénériens, et peut être rempli par les frictions, ou le protochlorure de mercure.

Le second varie selon chaque espèce de végétations ; les moyens qu'on leur oppose sont les styptiques, les cathérétiques ou caustiques, la ligature et l'instrument tranchant.

Lorsque les végétations sont tendres, récentes ou en petite quantité et peu développées, l'application des styptiques comme le sulfate de cuivre, le sulfate de zinc, le sulfate d'alumine calciné, suffit ordinairement pour procurer la guérison.

Lorsque la dissolution des deux premiers ne suffit pas, on a conseillé celle du sublimé corrosif, depuis 30 grains jusqu'à 60 par pinte de liquides aqueux. Quand on n'en retire pas les effets désirés, on a recours alors au sel lui-même en poudre; mais on ne doit en faire usage que quand on peut borner son application aux excroissances.

La sabine en poudre a été conseillée; mais on ne peut l'employer que quand les végétations ne sont point en masse; alors elle mérite la préférence, en ce qu'étant plus fixe et ne se liquéfiant pas comme les sels, elle n'altère pas si facilement les parties voisines, qu'on garantit d'ailleurs au moyen de petites bandelettes dont on les entoure. Pour en obtenir des effets bien marqués, il est indispensable que les végétations ne soient point anciennes, ou que du moins elles soient rouges, vermeilles, sans frottement, et recouvertes d'un épiderme mince.

Dans les cas contraires, on faciliterait l'action de la sabine en excoriant plus ou moins fortement la surface de la végétation. Il est des cas où les végétations, très tendres, très molles dans une grande étendue, présentent cependant une base plus dure et plus solide. Alors on détruit la partie supérieure avec la sabine, et quant au pédicule, ou bien on l'excise, ou bien on l'attaque au moyen des caustiques; lorsque les végétations ont résisté à tous ces moyens, il n'y a plus à balancer : il faut avoir recours à un des moyens suivants.

On peut avoir recours à la ligature lorsque la base étroite figure un pédicule mince, que les végétations sont isolées, lorsque les malades redoutent l'instrument tranchant, et lorsque les parties permettent son application. La ligature est ordinairement accompagnée de douleurs; car, pour la faire méthodiquement, il faut non-seulement embrasser le pédicule, mais encore anticiper sur la peau saine, afin d'intercepter toute circulation de la racine au tissu cutané, et *vice versâ*. Si on plaçait plus haut le fil dont on se sert, l'opération deviendrait inutile, la végétation ne serait pas détruite entièrement et ne manquerait pas de se manifester bientôt après. On doit serrer fortement afin d'étrangler la base du premier coup; car la douleur n'étant guère plus vive de cette manière, on obtient en une seule fois ce qui ne serait (avec plus de ménagement) que le résultat de plusieurs. Mais quand on a à faire la ligature de prolongements très considérables de la peau, il est impossible alors d'intercepter la circulation du premier coup; on est obligé dans quelques cas de réitérer deux ou trois fois le serrement; mais alors, à mesure que le fil coupe de dehors en dedans, il faut bien avoir soin de maintenir écartés les bords divisés; car, sans cette précaution, ils pourraient se réunir à la circonférence, lorsque la ligature agit au centre. C'est ce que M. Cullerier rapporte lui être arrivé une fois, où il fut obligé d'appliquer une seconde ligature. Quelques brins de charpie placés entre les lèvres de la plaie rempliraient parfaitement le but qu'on se propose.

Lorsque les végétations ou excroissances ne sont pas susceptibles d'être liées, il faut alors avoir recours, soit au caustique, soit à l'instrument tranchant.

L'espèce de caustique doit varier suivant les

circonstances ; lorsque les végétations sont volumineuses et en masse, on peut les attaquer avec des trochisques d'oxyde rouge de plomb (minium), dont on les entrelarde en quelque sorte. Une inflammation vive se manifeste bientôt ; l'épiderme de chaque tubercule est détruit et les végétations ne tardent pas à tomber. Quelquefois cependant la douleur qui suit l'emploi de ce moyen est si vive, que les malades ne peuvent la supporter et forcent l'homme de l'art à recourir à d'autres moyens.

Le nitrate d'argent fondu est encore mis en usage; mais il faut que les végétations soient récentes, molles, peu consistantes et peu développées ; en effet, c'est presque au moment même, ou un instant après leur application, que les caustiques doivent détruire ces excroissances ; or, le nitrate d'argent fondu n'agit qu'à la surface, et, bien loin de cautériser du premier coup les choux-fleurs qui seraient un peu développés et d'en diminuer le volume, il ne ferait que favoriser leur accroissement par l'irritation vive qu'il détermine.

Le chlorure d'antimoine liquide agit à la fois très promptement et très profondément ; il possède toutes les qualités d'un bon caustique et doit mériter la préférence sur tous les autres. On a le soin de garantir de son action les parties voisines en appliquant sur elles un linge mouillé ou un corps gras.

L'acide nitrique se rapproche beaucoup du précédent par son action prompte et profonde; c'est assez dire qu'il faut user de beaucoup de précautions lorsqu'on l'emploie. On se sert de petits pinceaux faits avec de la charpie et trempés dans cet acide. Il faudrait que les excroissances fussent assez larges; car, si elles étaient disséminées en petite quantité et d'un volume peu considérable, il serait à craindre que le pinceau chargé de ce caustique n'en laissât échapper quelques gouttes sur la peau saine des parties voisines. Or, il vaut mieux dans ce cas avoir une paille ou un petit chalumeau, tremper une de ses extrémités dans l'acide et verser la goutte dont il s'est chargé sur la végétation, en essuyant toutefois les parties environnantes si elles étaient mouillées ; au reste, ce moyen ne doit être employé que sur les excroissances qui sont constamment à découvert, sur les parties libres que le caustique peut attaquer de toutes parts. Dans des cas contraires, on s'exposerait à produire des irritations violentes et à causer de fortes inflammations qui pourraient se terminer par gangrène.

L'excision est enfin un dernier moyen de débarrasser les malades des excroissances dont nous parlons ; on se sert du bistouri ou des ciseaux.

Le bistouri convient lorsque les végétations sont saillantes au-dessus de la peau et offrent une consistance assez grande. On le conduit alors de la même manière que le rasoir quand on fait la barbe.

Les ciseaux méritent la préférence quand les végétations sont peu développées et situées dans de légers enfoncements. La section s'en fait avec beaucoup plus de facilité que par un autre moyen. Ces ciseaux doivent être courbes sur leur plat, afin de pouvoir saisir les végétations partout où elles se présentent, surtout dans les enfoncements, comme derrière la couronne du gland chez l'homme, les petites lèvres chez la femme, et l'anus dans les deux sexes. Cette section s'opère dans un seul temps, lorsque la partie est lisse et unie ; mais quand les végétations sont situées dans des enfoncements, on y revient à deux reprises ; car la première incision donne de la facilité pour porter plus profondément les branches de l'instrument. De cette manière on enlève jusqu'à la racine de la végétation, qui ne tarderait pas à se montrer de nouveau si on laissait un peu de son pédicule. Une fois enlevées, les végétations ne reparaissent plus ordinairement. Il est des cas cependant où, malgré le traitement général qui en détruit la cause, et l'excision que l'on pratique, elles reparaissent toujours, se montrent extraordinairement plus rebelles. Dans ce cas, bien loin de les irriter par de nouvelles tentatives, il faut les abandonner à elles-mêmes. On les voit presque toujours alors se ramollir, se flétrir, et tomber au bout d'un temps plus ou moins long. Cependant, si, trompant l'espoir du chirurgien, elles persistaient et continuaient à prendre du volume, il faudrait se déterminer à en faire l'ablation, en allant chercher leurs racines jusque dans le tissu cellulaire sous-cutané.

DES BUBONS.

Borné jadis à la seule signification d'*aine*, le mot *bubon* est consacré aujourd'hui à désigner les tumeurs vénériennes qui se manifestent dans cette partie spécialement ou dans toute autre partie du corps, comme à l'aisselle, à la base de la mâchoire, etc. Lorsqu'ils participent de la nature syphilitique, on a ajouté l'épithète de *vénérien* pour désigner la cause qui les a produits.

Les bubons vénériens ont encore été appelés *poulains* par la ressemblance qu'on crut trouver entre la démarche de ceux qui en sont affectés et celle d'un jeune cheval qui n'a pas encore pris son allure; mais cette comparaison grossière doit être à jamais bannie des livres de l'art.

L'époque fixe à laquelle ce symptôme a été observé pour la première fois est entièrement ignorée.

Considérés sous le rapport de leur siége, les bubons peuvent survenir sur toutes les parties du corps; quelques-unes cependant en sont plus fréquemment affectées, comme l'aine, l'aisselle, le col, etc. Les glandes lymphatiques en sont ordinairement affectées; quelquefois cependant il n'y a apparence de tuméfaction que dans le tissu cellulaire de l'aine; et ce qui semble prouver que les glandes ne sont pas toujours affectées, c'est qu'on voit quelques-uns de ces bubons se former au-dessus de la région inguinale, dans le tissu cellulaire des parois de l'abdomen, ou au-dessous de l'aine, vers le milieu de la cuisse. D'ailleurs, lorsque la suppuration est la terminaison de ces tumeurs, il ne faut pas croire que le pus se forme dans la glande même, mais bien dans le tissu cellulaire ambiant.

Le creux de l'aisselle, la partie supérieure et antérieure du col, sont encore le siége de ces tumeurs vénériennes, qui, si on s'en tenait à l'étymologie, ne mériteraient pas le nom de bubons axillaires ou cervicaux.

Mais l'usage a prévalu. Relativement au siége de la tuméfaction, nous pouvons faire les mêmes remarques que nous avons faites déjà pour les bubons de l'aine; seulement nous devons faire remarquer que le col est souvent le siége d'une autre espèce de tumeur indépendante du virus vénérien, et qui souvent se complique avec lui : c'est la *scrofule*.

Toutes les autres parties du corps peuvent également être affectées de bubons, qui ne diffèrent de ceux de l'aine, de l'aisselle et du col, que par leur peu de fréquence ; du reste ils y offrent les mêmes phénomènes.

Le virus vénérien est sans contredit la cause productrice de ces tumeurs ; mais, comme dans tous les symptômes de la syphilis, on peut, dans ce cas, observer d'autres tumeurs indépendantes de ce virus : l'aine, l'aisselle et le col, etc., en offrent de fréquents exemples qu'il est bon de faire connaître.

A l'aine, à la suite des croissances rapides, les jeunes gens voient souvent se manifester des tumeurs que le défaut d'expérience pourrait faire regarder comme vénériennes ; mais ce ne sont que de simples engorgements lymphatiques, qui disparaissent spontanément et sans aucun traitement mercuriel. Dans ce cas, la croissance rapide, l'assurance que le malade n'a pas vu de femmes infectées, la nature de la tumeur, qui, quelquefois dans un état de tension considérable, ne présente jamais néanmoins la dureté, l'inflammation et les adhérences des bubons vénériens, la multiplicité de ces tumeurs, leur développement peu sensible, suffisent ordinairement pour faire disparaître tous les soupçons qu'on aurait pu concevoir. Quelquefois le testicule n'étant pas encore descendu dans les bourses vient se présenter à l'aine, où il forme une tumeur dure, douloureuse, et souvent enflammée. Ces signes, analogues à ceux que présentent les bubons vénériens, peuvent en imposer au premier abord; mais tous les doutes disparaissent lorsqu'après avoir examiné le malade on ne rencontre point dans le scrotum du côté correspondant le testicule qu'il renferme dans l'état naturel. Cependant, malgré cette facilité du diagnostic, on voit tous les jours des médecins qui, soit par ignorance, soit par défaut d'attention, commettent de pareilles méprises. Il ne faut donc pas oublier, dans les cas de tumeurs inguinales, de quelque nature qu'on les suppose, d'examiner avec soin si les testicules sont descendus dans les bourses.

L'absorption de la suppuration que fournissent des engelures mal soignées ou négligées peut encore produire aux aines des engorgements très considérables. Ici l'obscurité est plus facile à dissiper. En effet, s'il y a ulcération des extrémités inférieures, on doit fortement présumer que c'est là la véritable cause de la tumeur, et toute espèce de doute disparaît quand elle diminue notablement du matin au soir par les seuls soins de propreté et le repos. Ce que nous venons de dire des solutions de continuité des membres abdominaux, nous devons à plus forte raison l'étendre aux ulcères cancéreux de la verge, du scrotum et de l'anus, presque toujours accompagnés d'une tuméfaction des glandes inguinales.

Un coup violent porté sur l'aine peut encore donner naissance à une tumeur arrondie, volumineuse, rouge, enflammée, qui présente, en un mot, tous les caractères des bubons vénériens. Le diagnostic est facile à établir d'après l'absence de tout autre symptôme concomitant et la connaissance de la cause qui a produit la tumeur.

Une loupe, située dans l'aine, et dont la forme et le volume se rapprochent du caractère des tumeurs vénériennes, pourrait laisser quelques incertitudes sur sa nature, si son existence depuis longtemps et quelquefois même depuis la naissance, ses progrès lents, presque insensibles, son état continuel d'indolence, enfin sa plus grande mollesse, ne venaient plus ou moins promptement les dissiper.

Les viscères abdominaux, comme les intestins, l'épiploon, en sortant par l'anneau inguinal ou l'arcade crurale, forment dans l'aine des tumeurs qui jettent dans l'erreur un médecin inattentif et lui font commettre des méprises très dangereuses. Un jeune homme se présente à l'hospice, atteint dans l'aine d'une tumeur herniaire que l'interne de service méconnut et prit pour un bubon. Des cataplasmes émollients furent appliqués, et la tumeur présentait quelque apparence de fluctuation. On pratiqua une incision; aussitôt des matières fécales et des gaz s'échappèrent par la plaie. Cet homme mourut peu après, victime de cette coupable méprise.

Il est possible de commettre quelquefois des erreurs entièrement opposées, c'est-à-dire qu'on peut prendre des bubons pour des hernies inguinales ou crurales. Cette erreur a lieu surtout lorsque les malades s'adressent d'abord à un bandagiste, qui, soit par ignorance, soit par cupidité, ne manque pas d'appliquer aussitôt un bandage sans pousser plus loin son examen. Mais la facilité de la réduction (car la hernie doit être récente pour qu'on puisse la méconnaître), l'indolence de la tumeur, son apparition subite à la suite d'un effort, la douleur particulière, qui s'étend jusque dans l'abdomen, que l'on fait éprouver au malade quand on presse la tumeur, sont des phénomènes propres aux hernies, qui ne se rencontrent pas dans les bubons et ne tardent pas à établir une ligne de démarcation entre ces deux maladies.

Les abcès par congestion qui se manifestent à l'aine pourraient, au premier coup d'œil, en imposer pour un bubon suppuré; mais, dans le premier cas, le malade a éprouvé antérieurement des douleurs constantes dans l'un des points de la colonne vertébrale; la tumeur est indolente et s'est formée lentement; elle augmente par la situation verticale, diminue au contraire et disparaît entièrement quand le malade est couché sur le dos; enfin l'état de dépérissement qui l'accompagne : tous ces signes ne doivent pas laisser dans le doute un médecin instruit.

Il n'est pas sans exemple qu'on ait pris des

anus contre nature pour des bubons ulcérés : il y a dans ce moment à l'hôpital des vénériens une femme qui pourrait en fournir une preuve. Mais alors les signes commémoratifs, la sortie des vents, des matières fécales, répandent sur la nature de la maladie une telle clarté qu'il n'est pas permis de se tromper.

Les anévrysmes forment dans l'espace axillaire des tumeurs qu'on pourrait confondre avec les bubons vénériens de cette partie; mais les battements isochrones aux pulsations du cœur et des artères, son développement lent, suffisent pour éclairer sur la nature de l'affection et mettre l'observateur hors d'état de commettre une méprise qui serait immanquablement funeste au malade.

Le tissu cellulaire du creux de l'aisselle est quelquefois le siége d'engorgements lymphatiques qu'il est quelquefois difficile de ne pas confondre avec ceux que forme le virus vénérien. Ordinairement les scrofuleux portent un tissu cellulaire lâche, abreuvé d'une grande quantité de sérosité ; la peau est blanche ; ensuite ces ulcères rendent une matière semblable à de l'albumine, qui est filante lorsqu'elle est liquide ; enfin le traitement antivénérien, s'il existait quelque doute, devrait être la pierre de touche.

Il peut également se développer dans l'espace axillaire des loupes de diverses espèces, qu'on pourrait d'abord confondre avec des bubons vénériens ; mais il suffit de réfléchir à la marche, à l'état d'indolence des premières, pour être assuré que la tumeur n'est pas vénérienne.

Parlons actuellement des signes propres aux bubons vénériens, quelque part qu'ils aient leur siége. Lorsque le virus vénérien a été absorbé, qu'il circule dans le système lymphatique, le malade éprouve un malaise général, et une tension qui s'étend depuis les parties génitales jusqu'à la région inguinale sans qu'il y ait aucune tumeur apparente.

Le moral de l'individu est alors ordinairement affecté, et le malade est en proie à des inquiétudes, à une morosité qui n'est qu'un avant-coureur du développement de la maladie.

Bientôt une saillie se manifeste avec plus ou moins de douleur ; alors on ne peut plus élever de doute sur la formation du bubon. Dans le commencement des blennorrhagies vraiment inflammatoires, le malade éprouve quelquefois les symptômes dont nous venons de faire mention. En considérant cette douleur, abstraction faite de l'écoulement, on pourrait croire à la formation d'un bubon vénérien; mais ce phénomène ne peut être regardé que comme sympathique et dépend de l'irritation vive qui existe dans le canal de l'urèthre; d'ailleurs cette douleur se manifeste cinq ou six jours après l'infection vénérienne, tandis que les bubons ne paraissent ordinairement qu'au bout de quinze ou vingt jours, même deux mois.

La tumeur prend successivement un accroissement plus considérable; sa marche, plus ou moins rapide, affecte une des terminaisons que nous indiquerons bientôt.

Le pronostic des bubons vénériens varie suivant chacune des espèces. Or, comme ces espèces n'ont pas été établies au commencement de cet article, nous sommes obligés de leur assigner une place dans ce paragraphe.

On divise les bubons en primitifs et en consécutifs : ils portent le premier caractère quand ils se développent quinze, vingt ou même soixante jours après un coït impur; ils portent le second lorsqu'ils sont plus longtemps à se manifester et que leur apparition n'a lieu qu'après d'autres symptômes, comme des chancres, des pustules, etc.

Par rapport aux signes qui les accompagnent, on divise les bubons : en indolents lorsqu'il n'y a aucun indice de rougeur et de douleur, et en douloureux ou inflammatoires lorsqu'il y a douleur, rougeur, chaleur.

Par rapport à leur siége, on les distingue en inguinaux, cruraux, axillaires, cervicaux ; et, par rapport à l'état sous lequel ils se présentent, en bubons intacts, occultes et ulcérés. Ce dernier reçoit encore des sous-divisions, relativement à ses complications ; ainsi on l'appelle bubon fistuleux ou à clapier, ou bien avec carie et nécrose quand les os sont affectés.

D'après toutes ces variétés, on conçoit qu'il est très difficile de porter un pronostic général, puisqu'il doit varier suivant chacune d'elles.

Les bubons vénériens, comme beaucoup d'autres tumeurs en général, peuvent offrir différentes terminaisons :

1° Ils se terminent par résolution quand l'engorgement des parties disparaît sans être accompagné de collection de matières et sans laisser aucune trace apparente de lésion externe ;

2° Par délitescence, quand il y a déjà un foyer et que le pus absorbé est reporté dans les voies de la circulation ;

3° Par métastase, quand le pus, après avoir été repompé, vient se fixer sur un organe différent ;

4° Par suppuration, quand la collection purulente, après avoir séjourné pendant quelque temps, s'écoule au dehors par la rupture des parois du foyer qui le renferme ;

5° Lorsque, trop intense, l'inflammation a frappé de mort et réduit en eschare la partie qui en était le siége ;

6° Enfin, par induration, lorsque, ne prenant aucune des voies indiquées, les fluides restent stationnaires et s'endurcissent dans les vaisseaux dont les parois ont perdu leur ressort. Le squirrhe succède ordinairement à cette induration. Et si, par quelque manœuvre imprudente, on y détermine un travail intérieur, le cancer, soit occulte, soit ulcéré, ne tarde pas à en être la funeste conséquence.

Passons en revue ces différentes terminaisons pour fixer les idées à leur égard d'une manière plus précise.

La résolution est sans contredit la terminaison la plus désirable des bubons vénériens, et en même temps c'est la plus avantageuse, non-seulement parce qu'elle s'opère avec la plus grande promptitude, mais encore parce qu'elle ne laisse à sa suite aucune trace de la maladie. Les anciens n'avaient point cette opinion, et quelques modernes partagent encore leur erreur. Ils regardent le foie comme le siége de la maladie vénérienne, et pensent que l'aine étant l'émonctoire de ce viscère, il faut favoriser la suppuration à l'aide de laquelle les humeurs viciées se portent au dehors. Aujourd'hui même on croit assez généralement que le virus vénérien vient loger dans les bubons, et que, par conséquent, on doit les laisser suppurer pour donner issue à ce virus. Mais ces opinions sont entièrement fausses, et, pour les combattre, on se contente de leur opposer les faits, les résultats toujours victorieux d'une longue pratique et de nombreuses observations.

Telle est la terminaison par délitescence : le pus déjà formé est quelquefois pompé par les vaisseaux absorbants et porté dans le torrent de la circulation pour être transmis au dehors par quelque émonctoire, comme la transpiration, les urines, etc., ou bien pour y être neutralisé en se mêlant aux autres humeurs.

Il arrive, dans quelques cas, que les bubons vénériens offrent à la fois les signes de la résolution et ceux de la délitescence : c'est lorsque la tumeur est divisée en plusieurs parties dont l'une entre en suppuration tandis que l'autre reste dans un état d'engorgement.

L'absorption de la matière purulente réunie en foyer et son transport sur un organe quelconque constituent ce qu'on nomme métastase. Quelques-uns croient qu'il y a à la fois ces deux phénomènes, savoir, absorption et déposition de la matière ; tandis que d'autres pensent qu'il y a seulement absorption et que l'organe affecté sécrète lui-même le fluide qu'il nous présente.

Moins avantageuses que la résolution, ces deux dernières terminaisons ne doivent cependant pas être réputées dangereuses dans les tumeurs vénériennes, comme on a paru le redouter pour la métastase surtout. En effet, si cette dernière avait lieu des glandes cervicales aux axillaires, aux inguinales, elle ne pourrait, au contraire, être que très favorable, car alors le bubon guérit avec facilité. Si cependant elle s'opérait de l'extérieur à l'intérieur (on n'en a aucun exemple), alors le danger serait proportionné à l'organe qui en serait le siége.

Les bubons peuvent se terminer par suppuration complète, c'est-à-dire, qu'une fois formé et réuni en foyer, le pus doit nécessairement s'évacuer au dehors, soit naturellement, soit par le secours de l'art. Cette terminaison est avantageuse en ce que, si elle n'est pas troublée dans sa marche, elle procure un parfait dégorgement des parties qui étaient affectées. On ne doit cependant pas la préférer, comme faisaient les anciens, aux trois autres dont nous venons de parler. Si la suppuration est franche, qu'elle marche d'un pas égal et rapide, elle est alors plus favorable; mais, comme son cours peut être troublé, soit par une disposition de l'individu, soit par des imprudences, etc., elle ne présente pas alors les mêmes avantages.

La terminaison gangréneuse paraît au premier coup d'œil très grave; cependant elle l'est beaucoup moins qu'on pourrait le croire, car cette gangrène forcée ne dépend point d'une disposition générale du corps; elle se borne à la partie affectée et n'est que la conséquence d'une inflammation trop forte qui, négligée ou mal combattue, étouffe en quelque sorte la vie dans les organes qu'elle affecte.

De toutes les terminaisons des bubons, l'induration est sans doute la plus fâcheuse. Lors même qu'elle se borne à produire une dureté dans la partie affectée, le plus souvent on voit se déclarer une tumeur dure, bosselée, qui presque toujours au bout d'un temps plus ou moins long finit par dégénérer en carcinôme.

Traitement. Comme pour la plupart des symptômes vénériens qui précèdent, le traitement des bubons doit être local et général à la fois. Les frictions mercurielles, le deutochlorure de mercure, remplissent les indications que celui-ci présente. Quant au traitement local, il varie suivant les différents états sous lesquels les bubons se manifestent.

Le bubon indolent, c'est-à-dire celui qui se développe avec lenteur, sans changement sensible de couleur à la peau, et qui ne fait éprouver au malade ni douleur ni chaleur remarquables, exige un traitement local qui doit consister à ramener la partie dans un état d'action convenable pour en faciliter le jeu. Les résolutifs, comme les compresses trempées dans l'eau végéto-minérale ou dans une dissolution aqueuse de deutochlorure de mercure; les cataplasmes rendus toniques et résolutifs au moyen de quelques gouttes d'acétate de plomb liquide, ont été conseillés par les praticiens. Si ces moyens ne réussissent pas, on applique alors sur le bubon un emplâtre de diachylon, de Vigo ou de Nuremberg, lequel agit de deux manières: ou bien en irritant la partie par une propriété intrinsèque, ou en s'opposant à la transpiration dont la matière devient un irritant naturel. L'action de ces topiques doit être secondée par l'usage des toniques à l'intérieur: ainsi les tisanes amères, les pilules savonneuses et aloétiques, les pilules mercurielles et les purgatifs administrés de temps en temps, remplissent convenablement le but qu'on se propose.

Ces bubons indolents, qui fixent en général peu l'attention du praticien, demandent cependant beaucoup de précautions pour tenir un juste milieu et faire disparaître cet état d'atonie sans produire une inflammation violente qui se terminerait par la gangrène.

Avec les attentions que nous venons d'indiquer on obtient presque toujours la résolution de la tumeur. Si cependant l'état d'indolence persistait durant le cours d'un ou de deux mois, on a proposé alors de stimuler le bubon au moyen des ventouses sèches, des frictions avec l'alcali volatil, du cautère actuel même; mais ces moyens violents ne doivent jamais être mis en usage que lorsque tous ceux que nous avons indiqués ont été employés sans succès.

Il arrive quelquefois, soit par une disposition particulière du sujet, soit parce qu'on a trop tourmenté la tumeur, que l'induration en est la conséquence: dans ces cas, il faut redoubler d'attention pour prévenir les suites funestes de cette terrible terminaison. Si l'on emploie des remèdes actifs, on ne manquera pas d'occasionner la naissance du squirrhe, même du cancer : il vaut mieux, dans ce cas, mettre en usage les calmants, les émollients, les relâchants; et, quand il y a insensibilité complète, les stimulants légers et narcotiques en même temps (les emplâtres de ciguë).

La tumeur parvenue à l'état de squirrhe, ce que l'on reconnaît à la grande dureté, aux inégalités qui en hérissent la surface, on doit employer les cataplasmes émollients, ceux de ciguë, de morelle, des compresses trempées dans une dissolution aqueuse d'extrait d'opium; à l'intérieur, les calmants, les narcotiques, comme les tisanes de douce-amère, de morelle, de rhue, et aussi l'opium. Mais bientôt il se forme de petits foyers dans la tumeur; chaque tubercule fermente, s'ulcère, et la maladie dégénère en un véritable cancer : dès lors il n'y a plus de remède. La cure simplement palliative doit consister dans les médicaments déjà indiqués, c'est-à-dire les applications narcotiques sur la partie affectée. En vain voudrait-on en faire l'extraction : les glandes lymphatiques, et peut-être tout le système, étant infectés du vice cancéreux, rendraient l'opération inutile; ajoutez encore que la présence des gros vaisseaux la rendrait extrêmement dangereuse.

Cette terminaison est heureusement très rare, et les individus chez qui on l'a observée portaient peut-être le germe du vice cancéreux que le virus vénérien n'a fait que développer.

Bubons inflammatoires. Quand le bubon est, comme on dit, *échauffé*, que d'indolent il est devenu douloureux, nous avons observé qu'il fallait tenir un juste-milieu en ranimant l'action des parties, crainte de produire une violente inflammation dont la supuration serait la suite inévitable. Quoique toute la tumeur soit douloureuse, il y a cependant un point de son étendue qui l'est davantage et dans lequel le malade sent qu'il se fait un travail particulier accompagné de douleurs lancinantes. Sa marche est alors prompte et rapide; les progrès de l'inflammation vont en croissant, et bientôt la partie devient l'organe sécréteur d'un fluide qu'on nomme *pus*. Les qualités que ce fluide présente sont toujours en rapport avec le degré de l'inflammation : tantôt il est d'une couleur blanchâtre tirant sur le jaune, tantôt d'un jaune plus foncé, d'autres fois presque rouge et mêlé avec des flocons celluleux privés de la vie. La délitescence arrive rarement. Dans ce dernier cas, ainsi que dans le second, la peau est trop rouge, trop animée, pour que l'absorption puisse avoir lieu; mais, dans le premier, les téguments conservent encore leur organisation et leur épaisseur naturelle; ils réagissent assez fortement sur le liquide contenu dans le foyer, de manière que la délitescence peut encore avoir lieu.

Il faut en quelque sorte oublier que la maladie est vénérienne et diriger toute son attention vers les symptômes inflammatoires. Les boissons délayantes, émollientes, calmantes, les bains généraux et locaux dans l'intervalle, des applications de même nature sur la tumeur, suffisent dans le plus grand nombre des cas. En supposant que ces moyens ne pussent pas prévenir l'inflammation et sa terminaison par suppuration, du moins ils s'opposent presque toujours aux progrès rapides d'une inflammation violente dont la gangrène serait la terminaison, toujours plus fâcheuse que la simple formation du pus.

Lorsque l'inflammation a marché avec lenteur et que la résorption n'a point encore eu lieu quelques jours après la formation du pus, il ne faut pas encore tout-à-fait y renoncer. Si la peau est épaisse et que son organisation ne soit pas tout-à-fait détruite, elle peut encore se faire, comme l'expérience le prouve tous les jours. Il convient alors de stimuler légèrement avec la dissolution opiacée, en ayant soin, à chaque pansement, d'examiner ce qui se passe, parce que si le remède est trop actif il faut en diminuer la force, ou l'augmenter si son action est trop faible.

Ce qu'il faut faire avant tout lorsqu'on a un bubon à traiter, c'est tenter de le faire avorter. Pour cela nous possédons plusieurs moyens qui ont chacun leur efficacité spéciale, selon les différents cas particuliers.

Ce sont :

1° La glace mise en permanence sur la tumeur à l'aide d'une vessie laissée en place trente-six ou quarante-huit heures ;

2° La compression qui paraît avoir réussi entre les mains de quelques chirurgiens ;

3° Les antiphlogistiques locaux plusieurs fois répétés ;

4° Les vésicatoires d'une étendue assez grande pour recouvrir toute la tumeur. Un moyen abortif énergique, dit M. Veyne dans un *travail sur la syphilis*, consiste dans l'application sur la tumeur d'un vésicatoire que l'on panse deux fois chaque jour avec 2 gramm. d'onguent mercuriel double et recouvert d'un cataplasme de farine de graine de seigle, qu'on renouvelle trois ou quatre fois dans les vingt-quatre heures.

5° La cautérisation médiate par la méthode de M. Malapert a pour but de dénuder la peau avec un vésicatoire, puis de placer sur le derme un gâteau de charpie imbibé de la solution suivante : Pr. eau distillée 30 gramm., sublimé corrosif 1 gramm. Le plumasseau est laissé environ deux heures en contact avec la surface vésiquée, que l'on recouvre ensuite avec un cataplasme de farine de graine de lin. A la chute de l'eschare on répète quelquefois la même cautérisation.

6° Enfin les ponctions multiples qui consistent à faire avec la pointe d'une lancette sur la surface indurée de petites mouchetures en nombre variable et qui sont destinées tant à dégorger les tissus sous-jacents qu'à donner issue à quelques gouttelettes de pus s'il en existe dans l'intérieur de la tumeur. M. Cullerier a quelquefois évité par ce moyen la suppuration et le décollement de la peau, ainsi que l'atteste un mémoire intéressant de M. Aubry sur ce sujet.

L'abcès une fois formé, il y a trois moyens à employer dans le traitement : 1° ou bien on le confie aux soins de la nature ; 2° ou bien on l'ouvre avec l'instrument tranchant ; 3° ou bien enfin avec la potasse caustique. Mais une condition qui est de toute nécessité pour éviter les fistules qui ne manqueraient pas de survenir, c'est de n'ouvrir ces sortes d'abcès que lorsqu'ils sont en parfaite maturité.

Si l'inflammation a marché avec rapidité, si la peau présente un point plus aminci vers la partie la plus déclive, si enfin la tumeur est peu volumineuse, on confie son ouverture aux soins de la nature ; bientôt on la voit s'opérer ; le pus sort, les parois du foyer se rapprochent, reprennent leur épaisseur naturelle, se réunissent, et puis la guérison complète a lieu. Cependant cette issue n'est pas toujours aussi favorable ; car, sans compter les fistules qui en sont quelquefois la suite, l'ulcère est sujet à des complications.

Si l'inflammation a marché avec moins de rapidité, si la tumeur est peu volumineuse, que la fluctuation soit très sensible et que la peau conserve son épaisseur naturelle, il faut se résoudre alors à pratiquer une ouverture dans l'endroit le plus favorable à l'évacuation du pus. Pour faire cette ouverture, on se sert, comme nous l'avons dit, de la potasse ou du bistouri. Ce dernier est infiniment préférable.

Lorsque le foyer s'est formé avec beaucoup de lenteur, que la suppuration est environnée de parties encore dures et engorgées, on doit se servir des caustiques, et parmi eux donner la préférence à la potasse. La quantité de cette substance que l'on aura appliquée sera d'autant plus grande que l'on voudra donner plus ou moins d'étendue à l'ouverture; elle doit être grande lorsque la peau est très amincie et presque désorganisée; car, dédoublée en quelque sorte de son tissu cellulaire, cette peau ne pourrait se recoller aux parties sous-jacentes et deviendrait la cause d'une fistule cutanée. Outre que l'application de la potasse produit une ouverture suffisante pour l'évacuation du pus, elle présente encore l'avantage de produire une stimulation assez grande et très salutaire pour détruire l'engorgement qui peut rester dans les parties circonvoisines, pour favoriser le développement des bourgeons charnus, et enfin pour favoriser les progrès de la cicatrice.

Dans le plus grand nombre des cas, lorsque le bubon est ouvert, surtout dans le lieu le plus déclive, le pus s'évacue en totalité; les parois du foyer reviennent sur elles-mêmes, reprennent leur épaisseur naturelle, se recollent, et la guérison s'opère au bout de quinze ou vingt jours; mais cette marche heureuse est souvent entravée dans son cours par diverses complications; tels sont, par exemple : 1° les glandes désorganisées, 2° les vices scrofuleux, scorbutique, psorique, etc., 3° des clapiers, 4° enfin des altérations osseuses.

On rencontre quelquefois des pelotons de petites glandes désorganisées, adhérentes aux parois sous-jacentes, et qui, placées souvent à la base de l'ulcère, font l'office de corps étranger, entretiennent la suppuration et s'opposent aux progrès de la cicatrice. Si on les reconnaît par le toucher, alors on presse fortement leur base avec deux doigts, en cherchant à les détacher de leurs adhérences ; bientôt on les voit sortir sous l'apparence de corps blanchâtres ou rougeâtres; le pus redevient louable après cette extraction, et l'ulcère est ramené à l'état de solution de continuité simple.

D'autres fois la glande est plus volumineuse, fait saillie entre les deux bords de la plaie ; on prend alors les précautions convenables pour la détruire par les caustiques, ou si elle est isolée et que sa base soit située assez profondément, on peut en faire l'excision.

Si les ulcères vénériens sont compliqués de scrofule, la cure en est beaucoup plus difficile; les glandes conglobées environnantes s'engorgent, et, à mesure que l'on extirpe celles-ci, il en paraît de nouvelles qui entretiennent la maladie pendant des années entières : c'est une des complications qui se montrent le plus rebelles aux remèdes ordinaires.

Lorsqu'on a à combattre le vice scorbutique, il faut oublier que la maladie dépend d'une cause vénérienne pour ne s'occuper que de la complication ; les remèdes dont on usera seront puisés dans la classe des plantes crucifères.

La gangrène est encore une complication que l'on observe quelquefois dans les ulcères dont il s'agit; elle ne dépend point alors de l'infection syphilitique, mais elle doit être attribuée, soit à une prédisposition générale des individus, soit à un état particulier de l'air qu'ils respirent. La couleur vermeille de la surface ulcérée devient peu à peu pâle, blafarde, livide; la suppuration, d'abord épaisse, dégénère en une sanie ichoreuse; les bords de la division s'engorgent, se renversent en dehors; c'est ce que j'ai vu sur un malade auquel on avait pratiqué plusieurs ouvertures pour des trajets fistuleux, et sur un autre qui avait deux bubons considérables ouverts spontanément par les seuls efforts de la nature. Il faut considérer alors l'état dans lequel le malade se trouve: s'il y a embarras des premières voies, ce qui se rencontre très fréquemment, on administre le tartre stibié, qui non-seulement débarrasse l'estomac des matières qu'il contient, mais offre encore l'avantage de produire une secousse, une stimulation générale qui facilite le rétablissement de l'action des parties malades; si, au contraire, les premières voies sont libres, que l'individu soit très faible, il faut bien se garder d'employer ce médicament violent dont le malade ne pourrait supporter les deux effets. Il convient alors d'insister sur un régime fortifiant et analeptique; les tisanes amères comme celles de camomille, de petite centaurée, de chicorée; le quinquina, soit en poudre, soit en décoction; les vins généreux et stimulants, conviennent parfaitement. Ces moyens seront encore secondés par des applications locales appropriées; les relâchants d'abord s'il y a trop d'inflammation, et, au contraire, s'il y a atonie locale jointe à l'atonie générale, les digestifs animés, le styrax, les décoctions de quinquina, soit seules, soit aiguisées avec de l'alcool, le quinquina en poudre, la myrrhe, l'aloès, sont employés avec succès. Dans ces derniers temps on avait conseillé comme très efficace l'application du charbon en poudre; mais il s'en faut bien qu'il puisse remplacer les autres moyens. Dans tous les cas il ne pourrait convenir que dans les gangrènes extrêmement humides. Olivier paraît avoir retiré quelque avantage de l'emploi local du camphre.

Ordinairement, à l'aide de ces moyens topiques et des médicaments internes, l'ulcère se déterge, la suppuration reprend les bonnes qualités qu'elle avait perdues, et la cicatrisation ne se fait pas beaucoup attendre; mais si l'épuisement du sujet était trop considérable, la maladie triomphe et la mort arrive promptement.

Lorsque la gangrène dépend de la constitution de l'atmosphère, elle est encore plus dangereuse. C'est ce qu'on nomme gangrène d'hôpital, dont la source tient toujours à la mauvaise position du lieu où les malades sont rassemblés. Aux remèdes tant internes qu'externes déjà indiqués, on joint alors les ventilations, les soins de propreté, les pansements fréquents et les fumigations avec l'acide hydrochlorique que l'on obtient par le procédé de Guyton de Morveau. Un fait digne de remarque est celui-ci : M. Cullerier rapporte avoir vu dans l'hospice deux épidémies de cette gangrène d'hôpital : dans le premier cas elle n'attaqua que les hommes et en fit périr un cinquième; dans le second elle n'exerça ses ravages que sur les femmes dont un tiers mourut; on doit ajouter que les salles des hommes sont peu éloignées de celles des femmes. C'était à cette époque l'hôpital le plus mal tenu de Paris.

Les clapiers et les trajets fistuleux compliquent assez souvent les ulcères dont nous parlons. Lorsque le bubon, ayant été très large et négligé, s'est ouvert de lui-même dans un endroit peu favorable à l'évacuation du pus, la peau, alors fortement amincie, n'a pas assez d'épaisseur pour revenir sur elle-même ; elle reste décollée. Il suinte de la surface interne du foyer une matière de mauvaise nature, dont une partie s'évacue par l'ouverture, et l'autre se porte dans les enfoncements qui peuvent se rencontrer. Il convient alors de détruire la cause en emportant avec l'instrument tranchant la portion de peau désorganisée ; cependant, s'il y avait engorgement dans les parties voisines, il vaudrait beaucoup mieux employer les caustiques. Lorsque la peau est détruite et le foyer mis à nu, on voit peu à peu la surface ulcérée s'animer, les vaisseaux se développer, et la cicatrisation marcher avec promptitude.

Lorsqu'au lieu de clapiers il y a des trajets fistuleux au-dessous de la peau, les mêmes indications se présentent et on les remplit par les mêmes moyens. Quand le trajet est peu profond, que sa direction est droite, il faut alors introduire une sonde cannelée pour y porter un bistouri, afin de couper l'espèce de pont formé par les téguments. Lorsqu'au contraire le trajet est tortueux, quoique peu profondément situé, et qu'on ne peut faire entrer la sonde, on doit préférer le caustique; les trochisques d'oxyde rouge de plomb (minium) quand le trajet est court; ainsi, on agrandit l'ouverture en détruisant la peau et on produit, en outre, une irritation utile pour le développement des bourgeons cellulaires. On donnera la préférence à la potasse caustique dont on appliquera une traînée si le trajet est plus étendu et situé plus profondément. Il suffit quelquefois d'appliquer le caustique au cul-de-sac formé par le trajet fistuleux : alors le pus s'est librement écoulé, les injections stimulantes ont suffisamment agacé les parois de la fistule pour y déterminer la naissance des bourgeons charnus et la formation des adhérences.

Quand il y a en même temps trajet fistuleux et engorgement profond étendu aux glandes voisines, on introduit alors un séton qui agrandit l'ouverture en produisant une irritation permanente, laquelle contribue beaucoup à résoudre l'engorgement. Lorsque le dégorgement est opéré, que la suppuration bien établie coule de bonne nature, on supprime l'usage de ce moyen, et l'on voit bientôt arriver la guérison; mais dans d'autres cas l'engorgement augmente toujours, s'étend vers les vaisseaux cruraux ou plus profondément encore; dès lors il ne faut être que simple spectateur des efforts de la nature et ne jamais tenter l'application des caustiques ni de l'instrument tranchant; on doit s'occuper seulement de fondre et ramollir la tumeur par les topiques que nous avons déjà indiqués.

Lorsque le trajet fistuleux dépend lui-même d'une affection des os situés dans le voisinage, on se voit encore forcé de n'employer aucun traitement local et d'attendre avec des palliatifs l'exfoliation dont le produit est porté au dehors par la suppuration. Dans ce cas on ne doit pas négliger les injections fréquentes. La durée de ces trajets fistuleux est quelquefois très longue, et la maladie ne se guérit que lorsque la cause qui l'entretient a disparu.

Quand il n'existe aucune des complications dont nous venons de parler, que l'ulcère résultant de l'ouverture, soit naturelle, soit artificielle, est simple, la charpie seule suffit pour le traitement. Il faut seulement remarquer que lorsqu'on fait l'application de la potasse caustique, il est souvent nécessaire de stimuler le fond du foyer avec des digestifs ordinaires dont on doit suspendre l'usage au bout de quelques jours pour y substituer la charpie ; en un mot, on se conduit dans ce cas comme dans les plaies simples.

A l'aisselle, les bubons axillaires sont toujours consécutifs et se manifestent ordinairement à la suite des guérisons promptes et imparfaites d'autres symptômes vénériens, comme les chancres, les blennorrhagies, etc. Ces bubons présentent les mêmes divisions, les mêmes complications et les mêmes indications curatives que ceux du pli de l'aine; mais un point qui mérite de l'importance et sur lequel nous devons un peu nous arrêter consiste à donner les moyens de ne pas les confondre avec les autres tumeurs qui se développent dans cette partie.

Quant aux phlegmons ordinaires, les signes commémoratifs et ceux qui existent à l'instant même jettent un grand jour sur le diagnostic.

Les anévrysmes de l'artère axillaire peuvent, si l'on n'y prend garde, en imposer pour un bubon ou un phlegmon ; alors quels accidents n'entraîne pas cette méprise ! Ferraud, chirurgien en chef de l'Hôtel-Dieu, voit un malade qui porte sous l'aisselle une tumeur qu'il prend pour un phlegmon suppuré ; il y plonge le bistouri : le sang coule à grands flots, le malade expire. Desault, dans le cours de sa pratique au même hôpital, commit la même erreur dont les suites furent aussi funestes. Si deux praticiens aussi consommés se sont trompés, quelle attention ne doit point apporter dans le diagnostic celui qui entre à peine dans la carrière médicale !

L'anévrysme se développe par gradation, sans inflammation, sans douleurs, du moins très aiguës ; les battements que présente la tumeur et que l'on fait cesser en comprimant l'artère axillaire sont parfaitement isochrones à ceux du cœur et des artères. Le phlegmon ou bubon, au contraire, se développe avec douleur, tension, chaleur, inflammation des téguments ; sa marche est rapide et la fluctuation obscure ou nulle, au lieu que dans l'anévrysme elle est de suite extrêmement sensible.

Lorsqu'on a pratiqué l'ouverture des bubons, soit par l'instrument tranchant, soit par les caustiques, on doit avoir égard à la circonstance suivante : d'ordinaire, pour rendre les pansements plus faciles on écarte grandement le bras du corps; il n'est rien de plus contraire à la guérison : on déchire, en effet, chaque fois, la petite portion de cicatrice qui pourrait s'être opérée, et on donne très souvent lieu à des fistules, à des clapiers qui sans ces manœuvres imprudentes ne se seraient pas formés.

Abondamment fourni de vaisseaux et de glandes lymphatiques, le col peut devenir le siége de bubons qui y sont ordinairement consécutifs. Situés le long du trajet des veines jugulaires, au-dessous de la mâchoire inférieure, au devant du larynx, ils sont sujets aux mêmes variations que les précédents. Rarement cependant ils sont à l'état de simplicité; le plus souvent ils se compliquent d'une autre affection générale, la scrofule, que le virus vénérien semble mettre en action dans l'économie. Ces engorgements d'une double nature sont plus ou moins tenaces, suivant l'intensité avec laquelle ils se montrent. Lorsque les scrofules existent depuis longtemps, qu'elles ont en quelque sorte fixé leur domicile dans les glandes engorgées, il est très difficile et même impossible de les en déloger, surtout lorsque le virus vénérien a été combattu peu méthodiquement dans le principe. Du reste, ce que nous avons déjà dit pour les deux espèces de bubons qui précèdent s'applique entièrement aux bubons cervicaux.

Lorsqu'on a lieu de croire à la complication scrofuleuse, on administre les remèdes convenables ; mais rarement le même médecin conduit-il le malade bien loin ; celui-ci s'ennuie, s'adresse à d'autres personnes, qui quelquefois ont l'honneur d'achever la guérison que les premiers avaient commencée. Après avoir assez longtemps sévi sur les glandes lymphatiques, le vice scrofuleux semble établir son siége sur les téguments ; alors il faut détruire cette peau altérée, soit avec les caustiques, soit avec l'instrument tranchant, mais toujours avec la précaution de ne laisser aucun foyer, de faire disparaître tout engorgement, soit dans le tissu cellulaire, soit dans les glandes lymphatiques des environs.

En parlant des tumeurs vénériennes du col, il ne sera pas déplacé de faire remarquer que souvent on a pris pour des engorgements de la glande parotide des tuméfactions des glandes conglobées : alors on n'a pas manqué de publier que l'on avait extirpé les organes sécréteurs de la salive. C'est surtout dans les ouvrages allemands que ces faits sont consignés.

Non-seulement les aines, les aisselles et le col sont exposés à être affectés de bubons, mais encore ces tumeurs se développent quelquefois dans le tissu cellulaire, ainsi que nous avons eu occasion de le faire remarquer; il n'est aucune partie du corps qui ne puisse en devenir le siége. Quoi qu'il en soit, ils n'offrent alors aucune particularité remarquable, ni par rapport à leur marche, ni par rapport au traitement qui leur convient. Aussi il serait inutile de nous y arrêter plus longtemps.

TUMEURS ARTICULAIRES.

Les articulations des différents os qui composent le squelette sont souvent le siége de tumeurs vénériennes, qui, par rapport à la consistance de la matière qu'elles renferment, ont reçu les noms de *nodus*, de *tophus* et de *tumeurs gommeuses*.

1° *Des nodus*. Les doigts de la main et des pieds y sont le plus ordinairement sujets; ils peuvent dépendre non-seulement du virus vénérien, mais tenir encore à une affection goutteuse chez les vieillards. On peut les distinguer aux signes suivants :

Les nodus arthritiques n'ont pas une existence constante; ils reviennent à différentes époques et comme par accès, sont accompagnés de douleurs vives, de rougeur à la peau; ils se manifestent tout d'un coup.

Les nodus vénériens, au contraire, se manifestent peu à peu, restent stationnaires une fois qu'ils ont paru; leur accroissement est successif, sans changement de couleur à la peau, sans douleur, ou du moins celle-ci est plus gravative, plus lourde, et se fait plus particulièrement sentir la nuit, lorsque la partie est dans un endroit chaud; ce qui est l'opposé du nodus arthritique.

Si à tous ces signes on ajoute encore les autres symptômes qui peuvent caractériser ces maladies par leur présence, il ne peut rester aucun doute sur leur véritable caractère.

2° *Des tophus*. Les remarques que nous venons de faire à l'égard des nodus sont également applicables aux tophus. Ils sont arthritiques ou vénériens; c'est par les différences que nous avons établies qu'on parvient à les reconnaître.

3° *Des tumeurs gommeuses*. Le rhumatisme, ainsi que le vice vénérien, peut donner naissance aux tumeurs gommeuses qui se manifestent plus particulièrement aux genoux. Aidé des différences déjà exposées, le praticien parvient aisément à les distinguer. Le diagnostic n'est cependant pas toujours aussi facile quand il y a complication des deux affections.

Traitement. En cas de doute, le traitement antivénérien doit toujours être administré. Ce traitement est local ou général. Les frictions mercurielles sur la partie malade remplissent le premier; pour le second, on fait usage de sudorifiques unis aux sels mercuriels. Lorsque les douleurs sont trop fortes, il faut employer les applications calmantes et narcotiques. Si le tophus avait lieu sur l'un des côtés de l'articulation, qu'il fût isolé et la substance qui le forme granuleuse, il faudrait en provoquer l'évacuation par une incision convenable; mais si la tumeur, profondément placée, adhérait aux parties sous-jacentes, que son étendue fût très considérable, il ne faudrait point entreprendre cette opération.

Quant aux tumeurs gommeuses, quelquefois elles s'abcèdent; alors, si l'on pense qu'elles ne communiquent pas avec l'articulation, on peut donner issue au liquide au moyen de la potasse caustique; mais l'articulation étant ouverte, il serait à craindre que le contact de l'air donnant lieu à l'inflammation et à la carie de l'os ne déterminât par la suite la nécessité de l'amputation.

J'en ai vu un exemple dans les salles de M. Bard, service de la police: il voulut ouvrir une tumeur au genou d'une fille soumise. Trois jours après la malade était morte.

DES EXOSTOSES VÉNÉRIENNES.

Quelques auteurs ont défini les exostoses : « des tumeurs coniques qui s'élèvent des os. » Quoique cette définition soit bonne en elle-même, l'épithète qu'on ajoute à la tumeur n'est pas toujours très exacte, car la forme des exostoses varie singulièrement.

Ces tumeurs osseuses reçoivent différents noms suivant leur siége : ainsi, quand elles se manifestent à la partie moyenne des os longs et sur les os larges, on les appelle *exostoses;* si elles occupent la partie supérieure des os longs, on les nomme *hypérostoses ;* et enfin elles prennent le nom de *périostoses* lorsque le périoste est principalement affecté.

Tantôt coniques, tantôt arrondies, les exostoses sont sujettes à offrir beaucoup de différences par rapport à leur forme ; quelquefois elles occupent toute l'étendue de l'os et présentent beaucoup d'inégalités à leur surface.

Les exostoses sont externes ou internes : les

premières, sensibles à la vue et au toucher, ont leur siége, comme leur nom l'indique, à la périphérie des os; les secondes offrent deux variétés : on entend, en effet, par exostoses intérieures celles qui ont leur siége à la surface interne des os plats qui présentent une cavité comme le coronal, le pariétal, etc., et celles qui ont leur siége à l'intérieur des os longs dans le canal médullaire.

La dureté de ces tumeurs est quelquefois si grande que, la comparant à celle de l'ivoire, on a joint au nom d'exostose l'épithète d'*éburnée*.

Tous les os peuvent être affectés d'exostoses, mais tous n'y sont pas également exposés : il en est qui en sont plus fréquemment le siége; ainsi le coronal, les pariétaux, le sternum, le cubitus, le tibia, etc., en offrent beaucoup plus souvent que l'humérus, le radius, le fémur et le péroné.

Les exostoses sont avec ou sans altération des parties molles qui les recouvrent, ou de la substance osseuse qui les forme. Lorsqu'il y a affection de l'os lui-même, elle peut être accompagnée de l'ulcération des téguments, ou cette exostose cariée peut encore être recouverte par des parties molles saines et intactes. Il faut faire une remarque générale, c'est que toutes ces différentes complications, qui sont la suite les unes des autres ordinairement, dépendent le plus souvent de l'ancienneté de la maladie, de la négligence des malades ou du mauvais traitement qu'on leur a administré.

Les exostoses vénériennes ne doivent leur développement qu'à l'action du virus vénérien. Mais pourquoi, dira-t-on, les os se développent-ils dans un seul point de leur étendue, tandis que tout le reste de leur surface reste parfaitement sain? ou bien pourquoi dans ce cas les os sont-ils spécialement affectés? Gardons-nous de vouloir essayer de résoudre ces questions, dont la solution est d'ailleurs trop peu importante pour le médecin praticien.

Mais le virus vénérien n'est pas la seule cause des exostoses : une cause externe, en frappant violemment le tibia par exemple, peut devenir l'origine de sa formation ; mais alors le souvenir de cette circonstance majeure, l'absence de tous symptômes vénériens, ou du moins leur guérison confirmée, suffisent pour éclairer le diagnostic.

L'exostose peut encore être produite par le

vice scrofuleux, et elle affecte alors plus souvent le voisinage des articulations des doigts de la main. Cette circonstance, jointe à tous les caractères qui constituent le facies scrofuleux, est plus que suffisante pour constater l'existence et la nature de la maladie, dont les effets, portés sur les os, doivent être marqués dans le reste de l'économie.

On voit encore quelquefois le vice scorbutique donner naissance à ces tumeurs osseuses; alors la présence des signes de cette affection doit guider le praticien et jeter un grand jour dans son esprit. Il arrive dans quelques cas qu'il y a complication du virus vénérien avec le vice scorbutique; mais peu importe alors à laquelle de ces deux affections on doit attribuer l'exostose, puisque dans tous les cas il faut commencer par combattre le vice scorbutique avant d'administrer les antisyphilitiques, qui ne feraient qu'aggraver le mal si on les administrait d'abord.

Le vice cancéreux donne lieu quelquefois au développement de certaines tumeurs osseuses que l'on désigne plus particulièrement sous le nom d'*ostéosarcome*. On les distingue des exostoses vénériennes par leur consistance, leur marche et les accidents qui les accompagnent; dans les tumeurs cancéreuses la portion d'os développée est mollasse, cède facilement sous le doigt qui la presse, prend un accroissement prompt, rapide, fait éprouver des douleurs lancinantes qui reviennent à différentes époques, existent quelque temps, disparaissent tout d'un coup pour reparaître ensuite. Dans les exostoses vénériennes, au contraire, la portion d'os développée est extrêmement dure, met beaucoup de temps à s'accroître et fait éprouver des douleurs pesantes, gravatives, qui se manifestent plus particulièrement pendant la chaleur du lit: on les nomme *ostéocopes* ou *profondes*, quelquefois *nocturnes*, parce que c'est principalement pendant la nuit qu'elles se font ressentir.

Malgré toutes ces différences on peut cependant encore se méprendre quand on ne fait pas assez d'attention : c'est ce qui arriva à M. Cullerier sur une jeune fille à laquelle il amputa la cuisse avec succès pour un ostéosarcome et dont le péroné et la surface correspondante du tibia étaient simplement le siége d'une exostose vénérienne.

Traitement. Les exostoses vénériennes demandent un traitement local et un traitement général ; nous ne ferons pas mention de ce dernier puisque nous y consacrons un article séparé. Quant au traitement local, il varie suivant les accidents qu'on a à combattre. Lorsqu'il y a douleur, elle peut avoir son siége ou dans les parties molles ou dans les parties dures : le premier cas arrive lorsque les téguments, peu susceptibles de prêter, subissent une distension trop forte. On emploie alors les calmants, les narcotiques, comme les décoctions de morelle, de belladone, les dissolutions d'extrait gommeux d'opium.

Quand, au contraire, les douleurs sont dans l'os lui-même, les remèdes mercuriels appliqués localement peuvent les faire disparaître ; il suffit même quelquefois du traitement général. Ceci ne doit s'entendre que des exostoses qui ne sont point compliquées. En effet, s'il y a ulcération des os ou des parties molles, il faut appliquer les émollients, les calmants ; et comme l'ulcère n'est que la suite de la distension violente, si l'on fait cesser cette dernière, la cicatrice ne tarde pas à s'opérer. Dans le cas d'ulcération à l'os, le traitement doit être plus suivi, et la maladie rentre dans la classe des caries vénériennes.

DES CARIES VÉNÉRIENNES.

La ressemblance que l'on a cru trouver entre la carie et les solutions de continuité des parties molles entretenues par une cause interne a fait donner à la carie le nom d'*ulcère des os.*

La carie peut se manifester sur tous les os du corps humain ; tous cependant n'y sont pas également sujets. Ceux dans lesquels la vie est plus active, dont le tissu est plus rare et plus délié, comme le sternum, les os des fosses nasales, les os courts en général, les extrémités des os longs, les os larges du crâne, en sont plus fréquemment affectés que ceux dans lesquels la vie est plus active et le tissu plus dense, comme la partie moyenne des os longs, la clavicule et l'omoplate.

Quoique la carie soit la même intrinsèquement, cependant elle peut offrir des variétés remarquables. L'os malade est quelquefois dur, sec ; la carie porte alors le nom de *carie sèche.* Lorsque la carie est humectée, qu'il en découle une matière sanieuse, elle s'appelle *carie humide*. On la connaît sous le nom de *vermoulure* lorsque l'os est criblé d'une infinité de petits trous. Enfin on lui donne l'épithète de *fongueuse* quand ces ouvertures donnent passage à de petits vaisseaux ou bourgeons charnus développés.

La cause des caries dont nous parlons est sans contredit le virus vénérien qui, par son ancienneté ou par la négligence du malade et le mauvais traitement qu'il a subi, s'est pour ainsi dire organisé dans le corps ; mais, comme nous l'avons déjà plusieurs fois observé, d'autres causes peuvent encore donner lieu à des ulcères de ces os, que l'on pourrait au premier coup d'œil confondre avec les vénériennes. Ainsi il n'est pas rare de voir des caries produites par les vices scrofuleux, scorbutique, cancéreux. Alors on a recours aux caractères que j'ai indiqués à l'article des *exostoses*, et on distingue ainsi chaque affection par des signes qui lui sont propres.

Dans les cas où il y a complication, il faut encore oublier pour un instant que la maladie est vénérienne pour ne s'attacher qu'à combattre la complication.

Les caries peuvent, comme les exostoses, être situées à l'intérieur ou à l'extérieur. Ces dernières sont plus faciles à reconnaître et à guérir que les premières, à l'existence desquelles on ne peut croire que par des signes rationnels et dont il est impossible de mesurer l'étendue. Quelquefois la carie, après avoir attaqué l'intérieur de l'os, fait des progrès et se manifeste au dehors, comme on le voit dans les os du crâne, le sternum; dans quelques cas les deux tables sont affectées à la fois.

Les parties molles qui recouvrent l'ulcère sont, tantôt intactes, tantôt ulcérées; dans ce dernier cas leur lésion est le plus souvent consécutive. Du reste les caries sont sujettes à beaucoup de variétés que l'on saisit par la vue, mais qu'il est impossible d'exposer.

Traitement. Sans parler du traitement général, nous allons nous borner au traitement local. Les uns ont conseillé des applications stimulantes; d'autres ont recommandé les émollients; il en est d'autres enfin qui ont regardé comme inutiles toutes ces espèces de topiques et ont entièrement négligé leur usage. Considérés d'une manière générale, aucun de ces trois traitements ne remplit le but qu'on doit se proposer. En effet le traitement local ne doit pas être le même pour toutes les caries; il doit varier suivant chaque espèce que nous avons indiquée.

Lorsque la carie est sèche, recouverte en partie de chairs qui se cicatrisent dans leurs bords, et qu'il n'y a point de suppuration, c'est le cas de ramollir les organes environnants par des applications émollientes et relâchantes, qui dans quelques cas cependant ne rendent pas un grand service et n'accélèrent pas de beaucoup les progrès de la guérison. C'est ce que nous avons eu occasion d'observer sur une femme faible, débile, dont le coronal était affecté de carie sèche; pendant dix-huit mois on appliqua les émollients, qui n'avaient pas détergé le fond de la plaie. La séparation du mort d'avec le vif dépend bien plus en effet d'une force tonique et expulsive des parties sous-jacentes que des applications locales que l'on peut mettre en usage.

Les stimulants ne peuvent non plus convenir dans tous les cas. L'alcool de myrrhe et d'aloès, qui est le plus fréquemment employé, ne convient que dans les caries humides et abreuvées d'une matière sanieuse. Il remplit alors la double indication de dessécher la surface humide et de donner aux vaisseaux sous-jacents une énergie salutaire et indispensable. Le cautère actuel pourrait encore dans ce cas être employé avec succès.

Les caries fongueuses demandent absolument des moyens de même nature. Cependant il ne faut pas se faire illusion : il arrive souvent que si ces applications ne sont pas nuisibles, elles sont au moins inutiles.

Guidés par le résultat de quelques observations, des praticiens ont donné le conseil de ne faire sur les caries aucune application locale et d'en confier le soin à la nature. Il résulte, en effet, des expériences faites sur les animaux vivants, que des portions osseuses mises à découvert ont été presque autant de temps à se détacher, soit qu'on ait mis en usage les émollients, soit qu'on ait employé les stimulants, soit enfin qu'on ait abandonné la maladie à la nature. On a cru cependant remarquer que les alcooliques semblaient en retarder la chute en crispant les vaisseaux et en s'opposant sans doute à leur développement; mais les faits dont nous parlons sont un peu différents : en effet, dans ces cas l'altération des os n'est que superficielle, elle n'attaque jamais toute leur épaisseur; aussi remarque-t-on que l'exfoliation avait lieu au bout de trente ou cinquante jours, tandis que dans les caries vénériennes elle se fait attendre bien plus longtemps.

D'après ce que nous venons de dire, il est aisé de voir que l'on ne doit point accorder une trop grande confiance aux applications locales, mais qu'il faut compter beaucoup sur les médicaments internes et l'action tonique de la partie. Il est des cas où l'on doit avoir recours à un traitement énergique, dans la carie humide, par exemple, dont il découle une matière sanieuse. Quand les topiques alcoolisés et même le cautère actuel n'auraient pour résultat que d'empêcher les progrès de la maladie, on ne doit point en négliger l'application.

Lorsque la carie est très large, que la séparation se fait très difficilement, on a conseillé l'emploi du trépan perforatif ou du trépan exfoliatif; mon avis est qu'on n'en obtient absolument aucun avantage. En effet, les ouvertures que l'on pratique avec le premier ne servent qu'à faciliter le développement des vaisseaux correspondants, qui passent à travers, prennent de l'expansion à la surface extérieure, multiplient les adhérences au lieu de les détruire, et figurent des espèces de clous qui retardent la guérison au lieu de l'accélérer comme l'on devrait s'y attendre. Le trépan exfoliatif peut être considéré sous les mêmes rapports, car ce n'est pas l'épaisseur de l'os qui en rend la séparation plus difficile, et la portion d'os qui a deux lignes d'épaisseur tombera aussi promptement, toutes choses égales d'ailleurs, que celle qui n'en a qu'une. L'usage du trépan ne pourra donc convenir que dans le cas où la partie nécrosée sera en quelque sorte enchatonnée dans la partie vivante, de manière à ce qu'on ne puisse introduire un levier entre elles. Dans ce cas, on fait de petites ouvertures très favorables à l'introduction du levier, et on ébranle de temps en temps la partie malade.

Lorsque les caries sont étendues et fongueuses, les applications locales seront plus utiles; elles donnent de l'action aux parties sous-jacentes et détruisent les bourgeons charnus. Les caustiques, le cautère actuel, ont produit dans ce cas des effets extrêmement avantageux.

Il est très difficile, pour ne pas dire impossible, de reconnaître les caries qui ont lieu dans les cavités des os longs; le malade éprouve bien des douleurs, des élancements vers la partie centrale, mais ces phénomènes peuvent être produits par d'autres causes. En cas de doute, on a proposé d'appliquer quelques couronnes de trépan sur l'os affecté. Ce moyen serait sans doute très bon si l'on était sûr de l'existence de la carie; mais n'y aurait-il pas beaucoup d'imprudence à le mettre en usage pour une maladie qu'on ne fait que soupçonner?

La surface interne du sternum peut aussi être affectée de carie, quoique la face externe conserve son état d'intégrité; la maladie finit cependant par intéresser les deux tables en s'étendant du côté affecté au côté sain correspondant. Lorsqu'elle n'est pas trop ancienne et qu'elle existe chez un individu vigoureux, l'ulcère peut se déterger, les progrès de la carie se borner et la maladie guérir. On a conseillé encore dans ce cas les couronnes de trépan. En effet, on aurait droit d'attendre de bons effets de cette application si la carie correspondait à la cavité triangulaire du médiastin antérieur, et, s'il y avait une collection de pus dont on pût connaître l'existence, les couronnes de trépan procureraient à la matière une libre issue; mais comment s'assurer des deux conditions que nous venons d'exposer ? Les douleurs et la pesanteur, que l'on regarde comme signes diagnostiques de cette affection, ne pourraient-elles pas être produites par d'autres tumeurs que l'on voit souvent se développer dans le tissu cellulaire sous-sternal ?

Les caries vénériennes qui ont leur siége dans l'intérieur du nez et de la bouche demandent quelquefois le secours de la main ; le plus souvent la séparation des parties malades se fait d'elle-même, c'est lorsque les cornets ou le vomer sont malades ; mais quand les os maxillaires sont affectés, la chute en est bien plus difficile. Il faut se servir alors de pinces, soit à pansement, soit à disséquer, pour ébranler de temps en temps la partie malade et l'enlever.

La carie des os qui forment la voûte palatine commence tantôt par les fosses nasales, tantôt par la bouche. Dans le premier cas, la membrane du palais n'est point percée, elle se trouve seulement détachée de l'os qu'elle recouvre. Si l'on ne peut extraire la portion d'os malade par les fosses nasales, on se voit quelquefois obligé de pratiquer une incision sur la membrane palatine, dans la portion correspondante; mais il ne faut y recourir qu'à la dernière extrémité; si on ne la pratique pas, on évite la communication entre les deux cavités et l'usage toujours incommode d'un obturateur. Dans le second cas, c'est-à-dire lorsque la membrane palatine est ulcérée, si la pièce osseuse mobile est plus large que l'ouverture qui doit lui donner passage, il ne faut pas hésiter à débrider pour lui fournir un passage plus considérable, car on a observé que l'incision pratiquée avec l'instrument tranchant ne tardait pas à se cicatriser après l'extraction de la pièce osseuse.

Lorsque la carie attaque la partie interne des os du crâne, on ne peut avoir sur son existence que des signes purement rationnels; les signes sensibles ne se manifestent que quand il y a à la fois altération de toute l'épaisseur de l'os. Alors la suppuration abondante et sanieuse qui découle de l'ulcère, les fongosités qui s'en élèvent et l'introduction du stylet qui pénètre dans les os indiquent assez l'existence de la maladie. Ces cas, quoique rares, s'observent cependant quelquefois: il faut alors appliquer le trépan, dont on multiplie les couronnes suivant l'exigence du cas. Les parties mortes se détachent au bout d'un temps plus ou moins long, des bourgeons charnus se développent, et la plaie suit la marche ordinaire des plaies de tête qui ont lieu avec perte de substance de l'os.

DES NÉCROSES VÉNÉRIENNES.

De même que les parties molles, les os peuvent être entièrement privés de vie : dans le premier cas, on nomme cet état *gangrène;* dans le second, on lui donne le nom de *nécrose.* On distingue dans les caries très avancées et les nécroses récentes les mêmes rapports que l'on trouve entre les ulcères sanieux et la gangrène des parties molles.

On admet plusieurs espèces de nécroses : 1° celles qui n'intéressent qu'une partie de l'épaisseur de l'os ; 2° celles qui, en affectant toute l'épaisseur de l'os, se bornent à un point de son étendue ; 3° enfin celles qui attaquent à la fois toute l'épaisseur et toute la longueur de l'os.

Tous les os, en général, sont susceptibles d'être affectés de nécrose ; certains cependant y sont plus exposés, comme le tibia, les os du crâne, etc.

Dans le cas dont nous parlons, la maladie est occasionnée par le virus vénérien ; cependant d'autres causes peuvent lui donner lieu ; comme ce sont absolument les mêmes que nous avons déjà exposées à l'article des *exostoses*, nous renvoyons à cet article; les remarques que nous y avons faites sont généralement applicables à la partie que nous traitons.

Le pronostic de la nécrose est différent, selon la nature des os qui en sont affectés, le degré de la maladie et les complications qui peuvent s'y rencontrer.

Nous ne devons pas oublier de dire qu'il est des nécroses qui peuvent dépendre de l'usage abusif et peu méthodique du mercure ; alors ce sont les os maxillaires qui en sont le plus ordinairement affectés.

M. Cullerier nous a rapporté l'exemple d'une jolie fille de vingt-deux ans qui, par cette cause, perdit entièrement ses deux mâchoires. Il se forma à la place une substance dure, solide, qui en tint lieu jusqu'à un certain point et qui, soutenant encore les traits de la face, permettait à la jeune personne de continuer son métier de fille soumise.

Lorsque les os plats sont affectés de nécrose, il y a peu de chose à faire. Simple spectateur des efforts de la nature, l'homme de l'art doit presque tout attendre de leurs effets salutaires et ne doit songer qu'à éloigner les obstacles qui pourraient s'y opposer. Il faut cependant avoir le soin d'ébranler de temps en temps la pièce d'os affectée.

Parmi les os longs, le tibia est assez souvent le siége de la nécrose, qui, dans quelques cas, en occupe toute l'étendue. Une substance dure, inégale, compacte, entoure le séquestre, que l'on doit extraire en incisant les parties molles dans une étendue plus ou moins grande, suivant celle de la maladie. La partie osseuse à découvert, on l'incise, soit avec la gouge et le maillet, soit avec un fort bistouri sur le dos duquel on frappe avec un maillet; on tient écartés les bords de cette division au moyen de leviers, et avec des pinces à disséquer on fait l'extraction de la pièce d'os nécrosée.

La vaste caverne qui en résulte est remplie de charpie ; des bourgeons charnus se développent ; la suppuration, d'abord, abondante et sanieuse, diminue de quantité, devient louable, et la cicatrice ne tarde pas à se former.

Quelquefois, au lieu de se servir de la gouge et du maillet, on applique plusieurs couronnes de trépan, et l'on fait sauter ensuite les espèces de ponts osseux qui séparent les ouvertures. Il faut remarquer que l'incision des parties molles doit toujours être plutôt trop grande que trop petite, et pratiquée sur la surface antérieure et interne de la jambe.

Il est des cas où la nécrose du tibia tient à un vice psorique très ancien, comme M. Cullerier nous en a rapporté un exemple dans lequel un coup violent porté sur le tibia devint la cause déterminante de la nécrose.

DES DOULEURS VÉNÉRIENNES.

Les os peuvent être le siége de douleurs vénériennes dont le caractère est tantôt très aisé à reconnaître et tantôt très difficile à établir. Il y a, en effet, d'autres douleurs avec lesquelles on peut les confondre, surtout quand elles existent en même temps que les premières.

On les nomme *sourdes* quand elles ressemblent à celles que ferait éprouver la perforation des os; *aiguës* quand elles sont très vives, et *gravatives* quand elles semblent résulter d'une grosse masse qui pèse sur la partie malade.

Tous les os du corps humain peuvent, en général, être le siége de ces douleurs que l'on nomme communément *ostéocopes*. Cependant les os du crâne (alors on appelle la douleur *céphalée*) et ceux des membres thoraciques et pelviens en sont plus spécialement affectés. Ces douleurs peuvent être partielles ou générales.

Les caractères qui distinguent les douleurs vénériennes sont les suivants: 1° elles ont leur siége très profondément situé; 2° elles ne sont point accompagnées de rougeur ni de tension; 3° elles sont constantes et continues; 4° elles augmentent pendant la nuit, deviennent plus vives quand le malade est tranquille et chaudement dans son lit; 5° elles sont toujours précédées de symptômes vénériens; 6° enfin elles cèdent le plus souvent au traitement antisyphilitique.

Les douleurs rhumatismales, avec lesquelles on pourrait les confondre, sont plus superficielles, reviennent périodiquement, voyagent en quelque sorte; elles attaquent, tantôt un membre, tantôt un autre, augmentent pendant le froid et l'humidité, elles s'assoupissent au contraire pendant le repos et la chaleur. Quant à leur siége, qu'on a cru être dans les muscles, elles n'en ont pas de fixe, non plus que les douleurs vénériennes; enfin elles peuvent attaquer toutes les parties du corps.

Les douleurs arthritiques ont pour caractère de se faire sentir surtout dans les articulations; elles sont ordinairement accompagnées de rougeur et de tension ou de gonflement; elles sont peu vives pendant le repos, le deviennent davantage pendant la progression, qu'elles peuvent même empêcher; reviennent comme par accès; le froid les augmente et la chaleur en allége l'intensité.

On distingue les douleurs vénériennes des scorbutiques par les signes manifestes dont cette maladie alors très ancienne doit être caractérisée.

Le diagnostic, toujours facile à établir quand les douleurs vénériennes existent seules, devient cependant plus difficile quand il y a complication; dans cette incertitude, comme il importe de faire cesser les douleurs vénériennes, on administre un traitement convenable pour lequel on choisira de préférence les sudorifiques, qui ont le double but de guérir le virus syphilitique et de porter fortement à la peau, ce qui est très avantageux dans les complications. Ordinairement les douleurs vénériennes cèdent en peu de temps; bientôt il n'existe plus que les douleurs rhumatismales, goutteuses, etc., desquelles les premières étaient compliquées.

Les hommes qui ont largement usé des plaisirs de la table, les femmes elles-mêmes, sont quelquefois atteints de douleurs articulaires que l'on confond avec les douleurs goutteuses. Ces malades, qui oublient sans doute les affections vénériennes qu'ils ont eues dans leur jeunesse, ne soupçonnant pas la nature de la maladie, se gorgent de médicaments antigoutteux composés pour la plupart de drastiques qui irritent les voies digestives sans soulagement marqué. Il serait bien préférable d'employer dans ces cas les pilules mercurielles, et les frictions d'onguent napolitain sur les articulations malades.

DE LA BLENNORRHAGIE

OU DES ÉCOULEMENTS VÉNÉRIENS.

La blennorrhagie existe-t-elle depuis longtemps? ou bien ne s'est-elle manifestée qu'après ce qu'on a écrit pour la première fois sur la maladie vénérienne? Certains auteurs croient que ce n'est point une maladie syphilitique, qu'elle a toujours existé; d'autres, au contraire, pensent qu'elle tient de l'affection vénérienne et qu'elle a paru en même temps que cette maladie; d'autres, encore, considérant plusieurs espèces de blennorrhagies, concilient en quelque sorte les deux opinions précédentes en regardant les unes comme contagieuses et vénériennes, et les autres comme non contagieuses et bénignes.

Il est d'abord incontestable qu'il existait des écoulements avant qu'on eût écrit sur la maladie vénérienne. En Syrie, on séquestrait les hommes qui en étaient affectés, et on leur défendait la cohabitation avec les femmes pendant huit jours; ce qui indique bien que l'écoulement était contagieux. Le temps prescrit était, à la vérité, bien court, mais il est possible que la maladie eût alors une marche plus rapide. Un auteur écossais, qui a écrit cent ans avant qu'on ait parlé de la maladie vénérienne, parle d'une affection accompagnée d'inflammation, de douleur et de chaleur en urinant; à cette grande ressemblance peut-on méconnaître la blennorrhagie?

Maintenant, s'est-elle manifestée avec la maladie vénérienne? Les premiers auteurs qui ont fait mention de celle-ci n'ont point parlé de celle-là; mais ce fait ne doit point nous étonner, puisque nous avons vu plusieurs symptômes très connus aujourd'hui dont on ne faisait autrefois aucune mention; tandis qu'au contraire les symptômes les plus fréquemment observés par les anciens se manifestent à peine quelquefois à nos yeux.

Faussement persuadés que la matière qui s'écoulait du canal de l'urèthre était de la semence, les anciens, aussitôt qu'ils eurent remarqué ce phénomène, lui donnèrent le nom de *gonor-*

rhée. Ce qui avait encore pu les porter à choisir cette dénomination, c'est que dans quelques cas on voit le testicule s'engorger à la suite d'une suppression de l'écoulement. Alors, disaient-ils, la semence ne peut pas être portée au dehors, elle séjourne dans les vaisseaux séminifères, les dilate, y produit la tuméfaction inflammatoire. Mais des observations mieux faites ont démontré depuis jusqu'à l'évidence que la matière séminifère n'était pour rien dans cette maladie, et que, comme nous le dirons, le gonflement du testicule tenait à d'autres causes.

On a cherché à donner à cette maladie un nom plus convenable en substituant au premier celui de *blennorrhagie,* c'est-à-dire écoulement de mucus avec douleur et inflammation. Cette dénomination convient dans une foule de circonstances, surtout dès le commencement; mais lorsque la maladie devient chronique, que la matière s'écoule sans douleur, elle ne saurait plus convenir; aussi lui donne-t-on alors le nom de *blennorrhée.*

Le vulgaire, tirant le nom qu'il lui donne d'un des symptômes que l'on éprouve en urinant, et qui a pour caractère une chaleur vive, l'a nommée *chaudepisse;* mais ce phénomène n'existe point encore dans le principe.

Comme ces différentes expressions ne comprennent pas tous les cas dans lesquels la maladie peut se présenter, nous croyons qu'il est indifférent d'adopter l'une ou l'autre, pourvu qu'on s'entende. Pour éviter cependant toute sorte d'ambiguité, il vaudrait peut-être mieux employer le mot *écoulement*, en y ajoutant l'épithète qui caractérise chacune des espèces ou des variétés.

La blennorrhagie a été divisée en plusieurs espèces; elle a reçu pour cela différents noms. On l'appelle *primitive* quand elle se manifeste peu de jours après la contagion; *consécutive* quand elle paraît longtemps après elle ou qu'elle a été précédée par d'autres symptômes; on dit qu'elle est *bénigne* quand l'écoulement se fait sans beaucoup de douleur et de chaleur au passage des urines; *maligne* dans les circonstances opposées; quand l'excès de l'inflammation s'oppose à la sécrétion de la matière, on la nomme *sèche* (1); au contraire, *humide* lorsque l'écou-

(1) Ce mot est impropre; comment peut-on concevoir un écoulement sec? Il me semble qu'on devrait dire *brûlante*.

lement se manifeste. Elle peut enfin être *inflammatoire* et *aiguë* lorsqu'elle est récente, et *chronique* lorsqu'elle est ancienne. Cette dernière peut être continue ou affecter une marche périodique, et cesser pendant un certain temps pour revenir plus tard.

Les parties génitales sont ordinairement le siége de ces écoulements. On leur a donné différents noms, suivant l'endroit qu'on a soupçonné les fournir. Ainsi on les a appelés *naviculaires, uréthraux, prostatiques, vésicaux*, chez l'homme; *vaginaux, utérins* et *uréthraux* chez la femme. Lorsque la gonorrhée a son siége entre le prépuce et le gland chez l'homme, on lui donne le nom de *blennorrhagie bâtarde*, pour la distinguer de la blennorrhagie *vraie* ou *légitime*, qui a son siége dans le conduit uréthral.

Les organes génitaux, quoique le plus souvent affectés, ne sont cependant pas les seuls qui puissent l'être. Toutes les surfaces recouvertes d'une membrane muqueuse ou d'un épiderme très mince peuvent également en devenir le siége: ainsi l'ombilic, l'anus, la bouche, les yeux, surtout chez les enfants nouveau-nés, ou chez l'adulte à la suite d'un écoulement uréthral, et les oreilles d'après les goûts bizarres et corrompus de certains hommes, peuvent en être affectés. Quant à l'anus, il faut bien faire attention de ne pas confondre la matière de ce simple écoulement avec celle que fournissent les ulcères qui s'y rencontrent souvent. Quelques auteurs ont pensé que le vagin chez la femme n'était pas le siége de cet écoulement et que c'était seulement le canal de l'urèthre; mais cette opinion est évidemment une erreur, car l'observation apprend, au contraire, que le premier conduit en est bien plus fréquemment affecté que le second. Pour s'assurer que la matière de l'écoulement vient seulement de l'urèthre, il faut essayer avec soin l'entrée de ce canal, introduire le doigt dans le vagin et presser fortement d'arrière en avant sur la paroi correspondante de l'urèthre.

La matrice peut également être le siége de cette maladie. Ce fait, vu la profondeur de l'organe, était assez difficile à constater; mais M. Cullerier a eu occasion de s'en convaincre sur une blanchisseuse affectée d'une descente complète de matrice qu'elle faisait rentrer dans l'acte du coït; le col de cet organe, légèrement phlogosé, fournissait une liqueur semblable à celle de la blennorrhagie et dont la quantité augmentait par la pression ; puis elle disparut peu à peu par un traitement convenable.

Les causes de ces écoulements sont externes ou internes : les causes externes sont une compression violente sur le canal de l'urèthre, les froissements qu'il peut éprouver, par exemple, dans l'équitation quand les jeunes gens n'y sont point accoutumés, la présence d'une sonde, en un mot l'introduction d'un corps quelconque dans le canal de l'urèthre capable de l'irriter, et d'appeler en quelque sorte les érections que les excès dans les plaisirs de l'amour ou la masturbation ont presque rendues impossibles chez les individus débauchés.

Les causes internes sont l'usage excessif de certaines boissons diurétiques, comme la bière, dont on détruit les effets par l'alcool, les travaux de la nature à différents âges de la vie, l'époque de la dentition, par exemple, différents principes âcres fixés sur ces parties, les flueurs blanches, un catarrhe vésical, le vice rhumatismal, arthritique, etc. ; toutes ces causes donnent fréquemment lieu à des écoulements qui ne sont pas contagieux, et qui ne dépendent point des rapports que les sexes ont entre eux. Ceux même qui ont lieu à la suite de ces rapports ne sont pas toujours contagieux ; c'est ainsi que dans l'acte du viol, ou lors de l'introduction d'un pénis trop volumineux dans un vagin étroit, circonstances rares à la vérité, on voit survenir de semblables écoulements.

Ce fait mérite beaucoup d'attention de la part de celui qui est appelé par la justice pour constater un viol qui aura été commis ; car, quoique souvent accompagnés de douleur et d'inflammation, ces écoulements ne sont cependant pas toujours contagieux et dépendants du virus vénérien. Du reste on peut faire ici les mêmes réflexions que nous avons indiquées déjà en parlant des ulcères qui ont lieu sur les parties de la génération chez la femme.

S'il est des écoulements non contagieux et non dépendants du virus vénérien, il en est aussi qui, sans tenir à cette cause, peuvent cependant devenir contagieux ; mais alors ils ne sont tels que relativement à la constitution des individus qui s'y exposent. Entre un grand nombre d'exemples que je pourrais citer, je me bornerai à celui-ci : trois jeunes gens voient le même jour une femme qui, comme eux, ne présentait aucun symptôme syphilitique ; l'un d'entre eux se trouve après un certain temps affecté d'une blennorrhagie, tandis que les autres restent parfaitement sains. En quoi consiste donc la nature intime de cette contagion? Pourquoi tel individu en est-il plutôt affecté que tel autre? Il faut, en médecine, observer les faits, en tirer des conséquences utiles pour la pratique, pour la tranquillité des malades, mais ne pas chercher à donner des raisons frivoles de faits restés inexplicables.

Il a été un temps où tous les écoulements par les parties génitales étaient regardés comme syphilitiques. L'expérience a parlé sur ce point d'une manière non équivoque; elle a prononcé que la plupart de ces écoulements pouvaient guérir sans l'administration du mercure. Combien ne voit-on pas, en effet, de guérisons solides opérées par les délayants, les rafraîchissants, et n'être jamais suivies d'aucun symptôme vénérien constitutionnel!

Deux questions se présentent à examiner.

1° L'écoulement vénérien est-il toujours contagieux à sa manière? ou bien peut-il donner lieu à d'autres symptômes vénériens? ou bien encore, n'étant pas traité, peut-il produire une maladie vénérienne bien caractérisée?

Bell, et avec lui beaucoup d'autres praticiens,

ont soutenu que la matière de la blennorrhagie ne pouvait jamais produire qu'une maladie semblable. Cet auteur dit avoir pris de cette liqueur, l'avoir placée sur le gland de quelques animaux, et n'avoir jamais vu d'ulcères vénériens être le résultat de cette application. Sans doute ces faits sont vrais, mais Bell en a tiré une conséquence trop générale; il aurait dû, ce nous semble, se borner à dire que dans le plus grand nombre des cas la matière de la blennorrhagie ne produit qu'une maladie semblable, sans cependant, comme il le fait, affirmer que cela doive avoir toujours lieu. Deux circonstances peuvent encore affaiblir les faits dont il pare son raisonnement ; il était possible que la matière dont il s'est servi fût contagieuse sans être syphilitique ; que d'autre part, quoique syphilitique, elle eût perdu de sa force en la transportant d'un individu à un autre. Pour que l'inoculation se fasse selon les règles convenables, il faut que la matière, si l'on peut s'exprimer ainsi, soit encore vivante, et que le temps qui s'écoule en la transportant d'un endroit à un autre soit indivisible. D'ailleurs que peut-on répondre quand on cite des faits qui prouvent que la même personne atteinte d'un écoulement a donné à un individu sain des chancres, et à un autre une simple blennorrhagie? D'autres fois ces écoulements se bornent à donner la maladie vénérienne. Des jeunes gens échauffés par le vin entrent chez une fille publique atteinte d'une blennorrhagie; le second seulement qui communique avec elle est affecté au bout de quelques jours de bubons et de chancres. Plusieurs observations semblables prouvent que l'opinion de Bell est un peu trop générale.

2° La blennorrhagie non traitée ou imprudemment répercutée peut-elle être suivie de symptômes vénériens? tel est l'objet de la seconde question. Plusieurs faits prouvent en faveur de ceux qui partagent cette opinion; mais leurs antagonistes ont répondu qu'alors l'individu avait puisé à la fois le principe blennorrhagique et le principe syphilitique. Mais n'est-ce pas, comme on dit, une porte de derrière, et ne pourrait-on pas appliquer ce raisonnement à tous les symptômes consécutifs de la vérole? Lorsqu'on voit des ulcères vénériens mal guéris ou trop tôt guéris être suivis du développement de pustules, ne pourrait-on pas dire que le malade a puisé à la fois le principe des chancres et celui des pustules?

On voit tous les jours, à la suite de la suppression inconsidérée de la blennorrhagie, des symptômes vénériens se déclarer et ne laisser aucun doute sur l'existence de l'infection syphilitique; un homme atteint d'une blennorrhagie use imprudemment d'injections astringentes; dans la nuit, des chancres et des bubons se manifestent; ces symptômes ne disparurent qu'à mesure que l'écoulement se rétablit. Peut-on nier dans ce cas l'identité de ces deux affections et ne pas convenir qu'elles dépendaient l'une de l'autre? Un homme marié est affecté d'un écoulement blennorrhagique et n'a jamais eu d'autres symptômes vénériens; sa femme a constamment joui d'une bonne santé; eh bien! l'enfant auquel ils donnent le jour a en naissant des ulcères vénériens et des végétations. Il est encore une foule d'observations analogues qui portent la conviction partout, excepté dans les esprits prévenus.

Le pronostic doit varier suivant les espèces de blennorrhagies et la constitution de l'individu. La blennorrhagie bénigne a été regardée comme moins fâcheuse que la maligne; l'observation a cependant démontré que cette dernière, quoique plus douloureuse, marchait plus rapidement vers la guérison. Si le traitement que l'on met en usage est peu méthodique ou qu'il soit contrarié par les imprudences du malade, on conçoit alors que l'écoulement sera plus opiniâtre. Le pronostic est plus favorable pour les blennorrhagies récentes que pour les anciens écoulements, qui, se fixant en quelque sorte sur une partie, y deviennent pour ainsi dire naturels et nécessaires par leur vétusté, sont quelquefois incurables et toujours très rebelles : un médecin nous a dit que depuis vingt ans il avait un écoulement de l'urèthre ; qu'il avait fait tout au monde pour le détruire, mais qu'il n'avait jamais pu y parvenir.

Quant aux signes, la blennorrhagie se manifeste ordinairement au bout de trois ou quatre jours d'un coït impur : je dis ordinairement, car on a vu quelquefois huit, quinze et même trente jours s'écouler entre l'époque de l'infection et l'apparition des premiers symptômes.

Tourmenté d'abord par des affections morales, le malade éprouve à cette époque dans le canal de l'urèthre un chatouillement assez voluptueux qui détermine de fréquentes érections et le porte à satisfaire le besoin illusoire de la copulation ; bientôt ce chatouillement se change en un prurit qui l'oblige à se frotter continuellement la verge et à y exercer des compressions qui déterminent la sortie d'une humeur transparente, filante, produite par une sécrétion plus abondante de la muqueuse de l'urèthre; la douleur se manifeste et avec elle l'augmentation de densité et de quantité de l'écoulement; l'entrée de l'urèthre devient rouge, enflammée et même très sensible; la matière qui s'écoule est tenace et grisâtre, crémeuse ou bien liquide: nul doute, d'après ces signes, que ce ne soit une blennorrhagie inflammatoire.

La marche des phénomènes que nous venons d'exposer est plus ou moins rapide, suivant l'intensité de l'inflammation et le tempérament de l'individu; mais, quand il s'agit d'une blennorrhagie bénigne, le plus souvent aucun de ces signes ne se manifeste, le malade ne s'aperçoit de son incommodité que par l'humidité qui mouille le bout de sa verge; la maladie existe dans cet état pendant huit, dix ou quinze jours; peu à peu l'écoulement diminue, la matière devient moins épaisse, moins abondante, blanche, simplement muqueuse, et tout finit par disparaître.

Aux symptômes que nous avons indiqués

pour les blennorrhagies inflammatoires s'en joignent encore d'autres qui confirment le diagnostic. Lors de l'émission des urines, le malade éprouve des douleurs très violentes et dont l'intensité est toujours proportionnée au degré de l'inflammation et au temps que le liquide séjourne dans la vessie. Ainsi l'urine émise le matin produit des douleurs plus considérables que celle du reste de la journée; les érections sont pénibles, elles font beaucoup souffrir; souvent même la verge se plie en manière d'arc, ce qui a fait donner à ce phénomène le nom de *chaudepisse cordée* ou *gonorrhée cordée;* s'il y a déchirure dans le canal; il s'écoule du sang.

La raison de ce symptôme purement accidentel, qui rend seulement la maladie plus douloureuse et ne change rien à sa nature, est que plus nos parties sont engorgées et enflammées, moins elles sont susceptibles de se prêter à la distension. Dans l'état naturel, l'allongement du canal de l'urèthre est aussi considérable que celui des corps caverneux, et la verge se redresse en ligne droite; mais, dans l'état maladif dont nous parlons, les corps caverneux conservent leur état de santé parfaite. Le siége de l'inflammation est dans le canal de l'urèthre;

or, celui-ci ne pouvant pas se prêter à la distension que les autres subissent, il doit nécessairement faire à leur égard ce que fait une corde par rapport à l'arc que l'on tend avec force.

Traitement. Le traitement que l'on doit mettre en usage varie suivant que l'on a à combattre une blennorrhagie ou une blennorrhée, suivant l'époque à laquelle on est appelé, enfin suivant les symptômes qui peuvent se rencontrer.

Est-il avantageux et même prudent d'arrêter un écoulement quelconque? Les uns ont soutenu l'affirmative, faussement persuadés que les écoulements ne tenaient jamais du caractère vénérien; d'autres, les regardant comme liés toujours à ce principe, se sont fortement élevés contre cette pratique: ils redoutaient les symptômes consécutifs. Il y a un juste milieu à tenir entre ces deux opinions opposées et trop générales. Nous avons, en effet, distingué les écoulements en syphilitiques et non syphilitiques. Il est évident que dans ce dernier cas on ne doit point avoir de crainte sur le danger de la méthode perturbatrice. Dans le premier même, il est une période de la maladie où elle peut être mise en usage sans inconvénient : cette période est celle où le prurit se fait sentir ; alors on peut regarder le virus comme ayant entièrement son siége sur la surface muqueuse du canal et n'étant point encore parvenu dans l'intérieur de l'économie. Des injections astringentes, en changeant la manière d'être de la sensibilité de la muqueuse, parviennent à prévenir l'écoulement sans beaucoup de risques. N'avons-nous pas vu, dès leur apparition, qu'il arrive quelquefois que des ulcères vénériens guérissent sans danger par les caustiques ? Cette époque du commencement du prurit est la plus favorable et la seule même qu'on doive choisir ; cependant on ne doit pas affirmer positivement que le malade est désormais à l'abri de tous symptômes consécutifs. Lorsqu'on aura négligé l'emploi de ce moyen ou qu'on n'aura osé l'employer, que faut-il faire dans le cas de blennorrhagie et dans celui de blennorrhée ?

1° *Blennorrhagie.* Ce qu'il faut faire avant tout c'est essayer de *juguler* en quelque sorte l'inflammation uréthrale ; et on n'a quelque espoir de réussir dans cette tentative qu'au début de la maladie, c'est-à-dire dans les trois ou quatre premiers jours ; plus on s'éloigne de cette époque, plus les chances favorables diminuent. Il existe deux modes différents de traitement abortif de la blennorrhagie : l'un est interne, l'autre externe.

Médication interne. Elle consiste à administrer au malade le copahu ou le cubèbe à une dose aussi élevée que possible, à continuer ce traitement pendant huit jours au moins, puis à diminuer graduellement et de jour en jour la dose du médicament, de manière cependant à ce qu'il soit continué quinze jours environ après la disparition totale de l'écoulement pour prévenir sa réapparition. On peut faire prendre au malade 30 à 45 grammes de copahu ou de cubèbe par jour et au delà; quelquefois on associe entre elles ces deux substances par parties égales. Mais le grand obstacle que l'on rencontre dans la pratique tient à l'odeur et à la saveur repoussantes de ces médicaments que beaucoup de malades ne peuvent supporter. Lorsqu'on administre le copahu sous forme liquide, il faut l'associer à d'autres substances qui masquent plus ou moins complètement sa saveur nauséabonde : telles sont l'eau distillée de menthe, le sirop de capillaire, l'eau de fleurs d'oranger, etc., qui entrent dans la potion dite de *Chopart.* Mais dans ces derniers temps on a eu l'heureuse idée de composer des espèces de dragées formées d'une couche gommo-mucilagineuse à l'extérieur, et contenant intérieurement du copahu à l'état de pureté. Ce sont les capsules de Mothes et de Raquin dont on fait un fréquent usage dans la pratique. On fait prendre aux malades atteints de blennorrhagie vingt à trente de ces dragées par jour. Après quelques essais souvent infructueux à cause de leur volume, on finit ordinairement par les avaler avec facilité.

Les effets des substances balsamiques que nous venons d'indiquer sont toujours très prompts à se manifester ; aussi, après trois ou quatre jours de leur emploi à la dose précédemment indiquée, si on n'obtient pas de résultats satisfaisants, il faut renoncer à l'espoir de les voir réussir.

Médication externe. Dans ces derniers temps M. Debeney a publié des observations de blennorrhagies traitées généralement avec succès par les injections caustiques dans l'intérieur de l'urèthre sans même prendre le soin de comprimer la région prostatique. Pendant et après chaque injection la douleur est atroce, quelques malades ne peuvent même la supporter. On doit mettre immédiatement le malade dans un bain et l'y laisser une heure au moins ; puis on revient vingt-quatre heures après à une nouvelle injection caustique, si toutefois l'écoulement n'a pas disparu. On en fait ainsi successivement trois ou quatre, selon l'occurrence.

M. A. Foucart a publié à son tour plusieurs faits qui paraissent favorables à cette méthode, et M. Diday, de Lyon, ne la rejette pas complètement et dans tous les cas. Cependant M. Vénot, de Bordeaux, a recueilli de son côté vingt-deux observations qu'il a publiées et qui sont loin d'être favorables à la pratique de M. Debeney. Des accidents sérieux sont survenus dans plusieurs cas, et il a fallu quelquefois renoncer à son application à cause des douleurs intolérables que les injections déterminent. On emploie généralement dans cette méthode le nitrate d'argent à la dose de 50 ou 75 centigr., 1 gramm. même pour 30 gramm. d'eau distillée. Il arrive assez souvent, d'après les faits de M. Debeney du moins, qu'une seule injection caustique est suffisante pour la disparition totale de l'écoulement.

M. Debeney résume ainsi les conclusions de son mémoire :

«1° Innocuité absolue des injectious caustiques. Dans aucun cas je n'ai observé d'accident consécutif. Cette condition, la première à exiger de tout moyen héroïque, a été largement vérifiée au dispensaire spécial pour les affections vénériennes de Lyon, où la méthode des injections d'azotate d'argent à haute dose a été appliquée sur une grande échelle par M. le docteur Leriche, c'est-à-dire sur plus de trois cents malades depuis un an.

» 2° Loin de provoquer la réaction tant redoutée par les auteurs, l'injection caustique a pour effet *constant* d'éteindre l'inflammation, quel que soit le degré de son développement. Cette loi s'appuie, pour ne parler que des faits recueillis dans ma pratique, sur près de cent trente observations fournies par des militaires, c'est-à-dire par des sujets jeunes et vigoureux, placés à tous égards dans les conditions les plus favorables à la réaction inflammatoire.

» 3° Lorsque la blennorrhagie est tout-à-fait au début, l'avortement est presque certain; en effet, sur trente-huit cas, il a eu lieu vingt-une fois après une seule injection, et six fois après deux injections. Restent donc onze cas où l'écoulement s'est reproduit, toujours sans le cortége inflammatoire, et le plus souvent par la faute des malades ; car il ne faut pas oublier que nous avons eu affaire presque exclusivement à des militaires, espèce de gens peu dociles en général et très réfractaires à l'endroit du régime.

» 4° Lorsque la blennorrhagie a passé la période de début, les effets de l'inflammation substitutive ne sont plus aussi constants, je veux dire aussi vite et aussi facilement obtenus, car on les obtient toujours. Suivant l'âge de la maladie et d'autres circonstances, plusieurs tentatives sont alors nécessaires pour changer la nature de la phlegmasie et la ramener à l'état d'inflammation en quelque sorte traumatique. »

Nous nous abstiendrons de juger la pratique de M. Debeney qui est encore controversée.

Lorsque l'écoulement est accompagné de douleurs et d'inflammation vives, il faut d'abord s'attacher à combattre les accidents. Les saignées générales plus ou moins répétées, si la santé et la constitution du malade le permettent ; ensuite les saignées locales au moyen des sangsues appliquées le long du canal de l'urèthre, sont aussi d'une grande utilité ; on a craint cependant qu'appliquées au voisinage du mal, elles ne produisissent une irritation vive par leurs piqûres; que les sangsues, bien loin de diminuer l'inflammation, ne fissent que l'augmenter. Cette objection serait très puissante et très vraie si, avant d'en venir à ce moyen, on n'avait pas la précaution de désemplir les vaisseaux par des saignées générales. Ce qui parle en faveur de ces évacuations locales, c'est que nous les voyons arriver, dans quelques cas, soit spontanément, soit par un traitement mal entendu.

Il existe, en effet, un préjugé d'après lequel on pense vulgairement que, dans les chaudepisses cordées, il est nécessaire, comme on le dit, de *couper la corde*. On voit souvent des gens appliquer leur verge sur un corps résistant, frapper fortement sur sa convexité, produire dans le canal des déchirures plus ou moins considérables; l'évacuation sanguine, qui est le résultat inévitable de cette imprudente manœuvre, produit un soulagement très marqué. Un homme, affecté d'une *gonorrhée cordée*, consulte M. Cullerier, qui lui ordonne l'application de quelques sangsues; le malade s'y refuse, et pour faire cesser cette complication s'en va exercer le coït. Les douleurs furent des plus vives, cependant il les supporta avec courage; la quantité de sang qui s'écoula par le canal fut considérable; le lendemain le malade n'éprouvait plus aucune souffrance. Sans doute, dans ce cas, l'irritation que les parties ont éprouvée dut être bien plus grande que celle qui résulte de l'application des sangsues; cependant il n'en résulta qu'un bien-être marqué. Pourquoi donc tant redouter l'irritation légère des sangsues, puisque le dégorgement que leurs piqûres déterminent doit être salutaire? Mais, nous le répétons, c'est avec raison qu'on doit en proscrire l'usage si l'on n'a pas auparavant désempli le système circulatoire.

Quels que soient les succès que l'on ait parfois obtenus des pratiques vulgaires pour redresser la verge, ils ne doivent pas servir de règle aux praticiens. Les solutions de continuité de la membrane muqueuse peuvent, en effet, avoir des résultats très fâcheux : tantôt elles se changent en ulcères qui par leurs progrès rongent les parties où ils sont situés; tantôt, en se cicatrisant, ferment le canal ou en occasionnent le rétrécissement.

Aux saignées générales et locales on associe la tisane de graine de lin, la dissolution de gomme arabique, les bouillons de veau, de poulet, les sirops de guimauve, d'orgeat, étendus d'eau, des injections avec de semblables liqueurs, ou bien, si la seringue ne peut pas être introduite dans le canal, les bains locaux, les bains généraux, les bains de vapeur ou les demi-bains, les lavements émollients et les cataplasmes, etc.

Ces remèdes, aidés d'un régime plus ou moins sévère, qui soit doux, humectant; l'abstinence des liqueurs fortes, des aliments épicés, de tout ce qui peut encore augmenter les symptômes d'irritation et le jeu de nos organes, surtout de ceux de la circulation, produisent un relâchement salutaire et une amélioration sensible. Si la douleur était trop forte, on ajoute aux bains indiqués plusieurs têtes de pavots ou la morelle, et dans le sirop dont on fait usage quelques gouttes de laudanum liquide.

Il est très rare que les accidents inflammatoires résistent à tous ces moyens; mais il est des cas purement nerveux dans lesquels la douleur persiste sans aucun autre symptôme; sans négliger alors les remèdes que nous avons déjà prescrits, il faut avoir recours aux médicaments spécialement narcotiques; mais il faut bien auparavant s'assurer de la nature de la douleur, car si elle dépendait de l'inflammation, bien loin de la diminuer, ces moyens ne feraient que l'augmenter.

2° *Blennorrhée.* Lorsque la douleur est combattue, que l'inflammation est dissipée, la maladie rentre dans cet état que l'on nomme *blennorrhée,* et demande dès lors un traitement différent. Avant d'en faire l'exposition, il faut observer que dès le commencement certains écoulements affectent ce caractère; tandis que dans la suite, soit par un mauvais traitement, soit par quelques imprudences du malade, ce qui est le plus fréquent, ils se compliquent de douleur et d'inflammation, accidents qui les font changer en véritables blennorrhagies.

Quoi qu'il en soit, la blennorrhée existant, soit qu'elle ait paru telle dès le principe, soit qu'elle ait succédé à une blennorrhagie, il faut renoncer aux boissons délayantes, émollientes, et leur substituer l'eau avec le sirop de vinaigre framboisé, la limonade, et même les acides minéraux. Ces acides agissent en stimulant légèrement et donnent du ton à la fibre relâchée.

Il est une tisane banale et très fréquemment employée par le vulgaire, c'est celle de racines de fraisier, d'asperge, etc., qui souvent développe l'inflammation à un très haut degré;

cela tient à ce que, jouissant d'une propriété légèrement tonique, elle est indifféremment employée dans les deux espèces d'écoulement, tandis qu'elle ne peut convenir que dans la blennorrhée.

Lorsque la maladie, après avoir existé pendant trois semaines, un mois, a parcouru ses différentes périodes, aux stimulants généraux on peut ajouter les stimulants locaux; les injections d'eau fraîche, d'eau vineuse sucrée, qui fortifient les parties et redonnent du ton à la fibre; mais quand l'inflammation a été très aiguë, l'atonie qui lui succède étant en raison directe de son intensité, on doit se servir de stimulants plus forts, comme la dissolution de deutochlorure de mercure à la dose de 2 grammes dans une pinte d'eau distillée, d'acétate de plomb liquide à la dose de 1 gramme par livre d'eau; le sulfate de zinc, de cuivre, d'alumine, à la dose de 2 grammes par pinte de liquide; les décoctions de kina, de serpentaire de Virginie, etc., ont une certaine activité, qu'on augmente encore en y ajoutant une autre décoction astringente, comme celle de bistorte, de noix de Galle ou de ratanhia. On réussit ordinairement par ces divers moyens à resserrer les cryptes ou follicules muqueux et à arrêter l'écoulement.

Quelques praticiens se sont beaucoup récriés contre l'usage de ces injections ; ils ont craint qu'elles ne produisissent par la suite la maladie vénérienne et le rétrécissement du canal de l'urèthre. Nous avons en partie répondu au premier argument; pour la seconde objection, elle serait très puissante si l'on faisait ces injections mal à propos et quand il existe encore de l'inflammation dans le canal, ou bien lorsqu'elles sont trop actives ou trop longtemps continuées. On voit, en effet, des sujets fréquemment affectés de ces obstructions du canal de l'urèthre à la suite de l'usage des injections; mais ce résultat ne peut être attribué qu'à leur emploi peu méthodique sous la direction de charlatans ou d'apothicaires ignorants.

S'il y a quelques inconvénients à arrêter ces écoulements, il faut en convenir, il y en a un bien plus grand à les laisser subsister ; car, outre leur incommodité habituellement très grande, le malade est encore bien plus exposé au rétrécissement du canal, puisque l'irritation permanente en devient une cause puissante, comme le démontrent les belles recherches de Ducamp.

Ceux qui ont tant redouté les injections astringentes ont proposé de leur substituer des remèdes généraux de même nature : ainsi la térébenthine, le baume de copahu, le cachou, le sumac, etc., ont été préconisés ; mais ils ne réussissent que très rarement. A l'époque où l'on a prôné ces remèdes, on croyait, et quelques personnes croient encore, que telle est leur destination propre qu'ils agissent plus particulièrement sur tel organe que sur tel autre ; mais aujourd'hui qu'on a renoncé, du moins pour la plupart des médicaments, à ces théories spéculatives, et que l'on est convaincu que les remèdes agissent également sur toutes les parties du corps, on a abandonné ce traitement général, bien persuadé que le canal de l'urèthre n'en serait pas plus affecté que les autres organes. Si d'ailleurs on administrait ces astringents à trop forte dose, il serait à craindre que les membranes de l'estomac ne fussent trop violemment fatiguées et qu'il ne survînt de graves accidents.

Lorsqu'après ces divers traitements il ne sort du canal que deux ou trois gouttes de mucosité par jour, on peut regarder la maladie comme guérie, et, quoiqu'on n'ait plus à craindre la contagion, il est cependant bon de s'abstenir du coït, qui pourrait rendre l'écoulement plus abondant.

Nous avons distingué plusieurs espèces d'écoulement : les uns non contagieux, les autres dont la contagion était relative ; d'autres qui étaient contagieux et non vénériens, et un quatrième enfin qui était à la fois et contagieux et vénérien.

Quels sont les signes qui peuvent les faire distinguer et aider à établir entre eux une ligne de démarcation bien tranchée ? Il est bien difficile, pour ne pas dire impossible, de porter un diagnostic éclairé au milieu de l'incertitude et de l'obscurité qui l'enveloppent de toute part. Tout ce qu'on a allégué jusqu'à présent ne sert absolument de rien.

On a dit que les écoulements vénériens étaient caractérisés par la couleur jaune et quelquefois verte de la matière ; mais ce signe est absolument illusoire, car la couleur de la matière dépend, non du principe contagieux, mais bien de l'état d'inflammation plus ou moins marqué de l'urèthre. Ne voit-on pas, en effet, une couleur semblable au mucus sécrété dans les violentes phlegmasies de la membrane pituitaire? Or, dans ce cas, peut-on soupçonner un virus vénérien?

La quantité et la consistance de la matière de l'écoulement ont été regardées comme des signes sur lesquels on pouvait prononcer. Lorsqu'elles sont portées à un très haut degré, on a soutenu qu'alors l'écoulement était vénérien; mais rien n'est encore moins certain, car cette quantité et cette consistance de la matière blennorrhagique diffèrent, comme nous l'avons déjà dit, suivant l'époque à laquelle on examine la maladie et le degré d'inflammation qui l'accompagne. C'est ainsi que dans le principe la matière est abondante, claire, filante; qu'au milieu elle est épaisse, crémeuse, verdâtre ou jaune et très copieuse; que vers la fin elle reprend les caractères qu'elle avait au commencement.

Que penser enfin de l'odeur plus infecte de la matière d'un écoulement vénérien, opinion qu'on alléguait encore il y a peu de temps? Ne sait-on pas qu'elle dépend bien moins de l'état d'irritation et d'inflammation des parties que d'une disposition particulière de l'individu?

Si l'on ne peut tirer aucune conséquence de la couleur, de la quantité, de l'odeur et de la consistance de la matière de l'écoulement, on est donc réduit pour le diagnostic à de simples présomptions. Or, que doit-on faire dans cette circonstance? Administrera-t-on un traitement antivénérien à tous ceux qui ont des écoulements, ou bien faut-il ne l'employer que dans quelques cas? Sans doute il est bien désagréable de prendre de semblables médicaments quand on n'en a pas besoin; mais, d'un autre côté, il l'est bien plus encore d'être affecté de symptômes consécutifs d'une maladie qu'on aurait pu guérir radicalement dès le principe.

Dans tous les cas, pour se faire une règle de conduite, il faut avoir égard aux dispositions morales de l'individu et à la conduite qu'il observe. Si c'est un libertin, adonné à toute sorte de plaisirs et qui n'attend que le moment de sa guérison pour se livrer à de nouvelles débauches, on doit s'en tenir alors aux simples boissons délayantes et au régime antiphlogistique; mais si l'individu est honnête et sage, d'une conduite régulière; si même il était dans l'intention de se marier bientôt, la prudence exige alors pour prévenir une foule de maux que l'on administre un traitement antivénérien général.

Il faut que nous sachions que les écoulements uréthraux peuvent être entretenus par d'autres causes que le virus syphilitique, comme la goutte, le rhumatisme, les dartres, etc.

Il y a encore quelquefois de simples affections locales qui peuvent donner lieu à des écoulements entre le gland et le prépuce et constituer ce qu'on appelle la *blennorrhée bâtarde*. C'est ainsi qu'on la voit survenir par la malpropreté ou par des injections trop fortement irritantes; cet écoulement peut, dans quelques cas, être très rebelle, résister à tous les traitements généraux, locaux, subsister pendant des années entières et ne cesser que par l'excision entière du prépuce.

Un ulcère dans le canal de l'urèthre peut aussi devenir la source d'un écoulement; mais alors la maladie rentre dans la classe des ulcères vénériens et demande les mêmes remèdes.

On voit encore ces écoulements être la suite d'un rétrécissement de l'urèthre. Lors du passage de l'urine, il s'établit en quelque sorte une espèce de combat entre les contractions de la vessie, celles des muscles abdominaux qui chassent le liquide et l'obstacle qui le retient : celui-ci se trouve forcé, irrité, et de là naît une légère phlogose qui fournit une quantité plus ou moins considérable de mucus.

La présence d'un corps étranger dans la vessie, en déterminant une sécrétion abondante de mucus, produit aussi des écoulements par l'urèthre qui simulent ceux de la blennorrhagie.

Quelle est la partie du canal de l'urèthre qui est le siége de l'inflammation dans la blennorrhagie ? Ceux qui croient pouvoir guérir toutes ces maladies au moyen des injections prétendent qu'il suffit de les faire dans la fosse naviculaire, seul siége de l'écoulement. On ne peut pas nier que cette partie du canal, pourvue de glandes plus nombreuses et formant une espèce de cul-de-sac, ne soit primitivement affectée ; mais, à mesure que la maladie fait des progrès, l'inflammation se propage le long du canal et occupe bientôt toute son étendue. C'est ce que prouvent évidemment les douleurs profondes et les ténesmes que le malade éprouve. Le rétrécissement, qui est toujours la suite de la phlogose, se rencontre tantôt au milieu, tantôt plus profondément.

Blennorrhagie des femmes. Les écoulements

chez les femmes sont beaucoup moins dangereux que chez les hommes; la disposition des organes génitaux donne aisément la raison de cette différence. Si c'est le vagin qui est affecté, il n'y a point de cause qui puisse augmenter la douleur de l'inflammation, et la laxité de la partie la rend encore plus supportable; si c'est le canal de l'urèthre qui est le siége de l'affection, le passage seul des urines pourra augmenter les souffrances; mais elles ne seront jamais aussi vives que chez l'homme: l'urèthre chez la femme est plus large, plus court, plus rectiligne, et l'accident le plus fréquent chez l'homme n'arrive jamais ici: je veux parler de l'érection et de la *chaudepisse cordée.*

Les écoulements chez la femme subissent les mêmes divisions que chez l'homme.

Les accidents, tels que la douleur, l'inflammation, étant moindres, sont aussi plus faciles à combattre. Les médicaments délayants, émollients, rafraîchissants, suffisent dans le plus grand nombre des cas; très rarement on est obligé d'avoir recours aux saignées, soit locales, soit générales.

Du reste, nous trouvons encore par rapport au diagnostic de la nature de l'écoulement les mêmes doutes et la même obscurité que nous avons déjà remarqués chez l'homme ; or, nous ne pouvons que conseiller la même conduite dans le traitement et dans la méthode à choisir. Chez la femme il y a un écoulement particulier qu'il est presque toujours impossible de distinguer des blennorrhées, ce sont les flueurs blanches auxquelles presque toutes les femmes des grandes villes comme Paris sont sujettes, etc.

Accidents de la blennorrhagie. Les accidents dont nous voulons parler se divisent : 1° en ceux qui accompagnent l'écoulement, comme la douleur, l'inflammation ; 2° en ceux qui le remplacent, comme l'engorgement du testicule, l'ophthalmie ; 3° en ceux qui en sont une suite fréquente, tels que les embarras du canal de l'urèthre. Nous avons déjà parlé des premiers ; nous allons exposer les autres avec tous les détails dont ils sont susceptibles.

1° Engorgement vénérien du testicule.

L'écoulement diminue en quantité et disparaît entièrement, le testicule se tuméfie et s'engorge; c'est ce qu'on nomme vulgairement *chaudepisse tombée dans les bourses.*

Diverses causes peuvent lui donner naissance : une vive affection morale, un mouvement violent de colère ; mais le plus souvent ces causes sont extérieures, comme un coup, une chute; les frottements réitérés, les battements fréquents du testicule, soit à cheval, soit dans une marche forcée; les efforts pour soulever un fardeau très lourd, etc.; en un mot tout ce qui peut violenter la glande séminale.

Ce serait avoir une fausse idée de la maladie que de croire que la matière blennorrhagique s'est portée sur le testicule et y produit les symptômes qu'on y observe : on ne doit l'attribuer qu'à l'irritation fixée sur cet organe, laquelle, étant plus forte que celle qui existe dans le canal, doit faire cesser celle-ci avec l'écoulement qui en était une suite nécessaire. On voit, en effet, paraître de nouveau l'écoulement de mucus aussitôt qu'on a diminué le gonflement et l'inflammation du testicule. M. Cullerier a été obligé de prendre une sonde imprégnée de pus d'une blennorrhagie pour faire reparaître un écoulement de ce genre qui avait été supprimé chez un malade à la suite d'une double orchite.

Cette maladie est plus effrayante que dangereuse; le pronostic que l'on doit en porter ne saurait être fâcheux. On peut cependant profiter de la crainte qu'elle occasionne au malade pour lui faire sentir toute l'importance d'observer les règles d'un traitement convenable.

La meilleure manière de prévenir cet accident, est d'empêcher qu'aucun point d'irritation ne se développe sur le testicule. On remplit cette indication en faisant porter au malade un suspensoir qui s'accommode le mieux possible à la forme de la partie. Ce bandage doit être assez grand pour ne pas exercer sur l'organe une compression douloureuse, et assez serré en même temps pour ne pas permettre des mouvements irréguliers, des secousses et des battements. Il remplit l'indication qu'on se propose quand il est garni dans son fond d'un corps mollet, comme de la laine, de la ouate. L'ouverture dans laquelle la verge doit passer ne sera pas plus grande qu'il ne faut, car alors le testicule pourrait s'y engager et subir une compression douloureuse, d'où résulterait l'effet qu'on aurait voulu prévenir.

Lorsque le testicule s'engorge, la blennorrhagie diminue ou disparaît, avons-nous dit. Eh bien, c'est ce phénomène qui sert à distinguer la tuméfaction produite par un principe contagieux de celle qui serait due à toute autre cause.

L'inflammation vénérienne du testicule peut affecter la même terminaison dont, comme nous l'avons vu, les bubons vénériens sont susceptibles. La résolution est cependant celle qui arrive le plus souvent; on pourrait même dire qu'elle est constante et générale, à moins qu'une cause majeure ne vienne y mettre obstacle.

Quand on est consulté pour des engorgements du testicule, il faut de suite s'assurer s'ils sont dus à un principe contagieux ou s'ils sont le produit d'autres causes.

Lorsqu'on a établi son diagnostic, il se présente deux questions à examiner : faut-il tenter la répercussion? faut-il, au contraire, combattre les accidents comme purement inflammatoires?

Si la maladie ne faisait que commencer, si l'inflammation et la douleur ne s'étaient pas encore manifestées, on pourrait tenter la répercussion au moyen d'un topique banal, connu sous le nom de *terre cimolée*, composé de molécules de grès et de fer que détache le frottement des outils qu'on aiguise. Cette terre est encore rendue plus astringente par l'addition d'un peu de vinaigre. Mais le moment indiqué est le seul où l'on puisse employer cette substance, dont l'usage demande beaucoup de circonspection et auquel on devrait peut-être renoncer si deux ou trois jours s'étaient écoulés ; la douleur et l'inflammation ayant paru, bien loin de les diminuer on ne ferait que les augmenter ; l'engorgement deviendrait plus considérable et pourrait se terminer par la suppuration ou par l'induration.

Lorsque la tumeur est inflammatoire, la première chose, et celle sans laquelle la guérison ne peut avoir lieu, est de faire garder au malade la position horizontale ; puis on met en usage tous les moyens antiphlogistiques, à l'aide desquels on obtient presque toujours la résolution qui se fait attendre huit, dix, quinze jours et même un mois.

Quand l'engorgement du testicule est totalement dissipé, il reste néanmoins sur l'épididyme une légère tuméfaction dont on doit prévenir l'effet ; pour tout traitement elle ne demande que l'usage prolongé du suspensoir et disparaît au bout d'un certain temps.

Aussitôt que les symptômes inflammatoires

sont dissipés, on accélère la marche de la résolution de l'engorgement du testicule en substituant aux émollients les cataplasmes faits avec les quatre farines résolutives, c'est-à-dire celles de fèves, d'orge, d'ers et de lupin, soit seules, soit mélangées avec les émollients, auxquels on ajoute même quelques gouttes d'extrait de Saturne; lorsque les cataplasmes gênent les malades, on les remplace par des emplâtres fondants de *Vigo cum mercurio.* Les frictions mercurielles locales, l'application immédiate d'un cataplasme qui favorise l'absorption et prévienne les symptômes inflammatoires, ne doivent pas être négligées. Par ces moyens sagement dirigés on guérit quelquefois des engorgements qui s'étaient jusqu'alors montrés rebelles à toute sorte de traitement. La résolution est quelquefois très longue à s'opérer; c'est pourquoi on ne doit pas désespérer trop promptement de pouvoir l'obtenir. Il faut, au contraire, mettre en usage tout ce qui est propre à la favoriser. On doit surtout se garder de prononcer définitivement sur l'incurabilité de la maladie, car on a vu des engorgements qui avaient résisté opiniâtrément céder ensuite à un traitement méthodique. On doit être plus réservé encore lorsqu'il s'agit de proposer l'ablation du testicule, dont la conservation, sans être intimement liée à l'intégrité des autres fonctions, est cependant très précieuse, surtout pour les jeunes gens.

Lorsque les engorgements dont nous parlons sont compliqués de dartres, de goutte, de rhumatismes, etc., on conçoit qu'ils sont plus rebelles et qu'on doit employer les remèdes propres à chacune de ces complications.

Dans le cas où la terminaison de l'engorgement se fait par induration ou par squirrhe, il n'y a point à balancer: il faut recourir à l'ablation du testicule et se hâter de pratiquer cette opération, dont le succès pourrait devenir douteux si l'on apportait trop de lenteur. La dégénérescence cancéreuse survient, l'humeur qui se forme est résorbée; or, l'infection, devenant générale, ne permet plus de tenter une opération. Si la plaie qui en résulte est devenue quelquefois cancéreuse, c'est qu'on ne l'avait pas pratiquée dans le temps propice et que la maladie était déjà parvenue dans le système lymphatique.

L'engorgement du testicule peut encore se terminer par suppuration, dont l'étendue est sujette à varier. Tantôt elle a lieu dans le tissu cellulaire environnant, plus rarement dans les membranes qui enveloppent le testicule, et presque jamais dans le testicule lui-même. Il faut employer alors les moyens que nous avons indiqués à l'article des *bubons suppurés*, favoriser l'évacuation du pus, soit par l'application de l'instrument tranchant, soit par l'application du caustique, soit en confiant aux soins de la nature l'ouverture de l'abcès, selon les circonstances qui accompagnent la maladie.

Si la suppuration se forme dans le tissu cellulaire sous-cutané, l'abcès se vide, la plaie se déterge, et les bords se réunissent bientôt. Si le pus s'est formé dans la tunique vaginale, celle-ci grossit, se développe, passe quelquefois au travers de l'incision extérieure et forme une espèce de champignon dont on détermine la chute par le caustique si la base est large, par l'instrument tranchant si le pédicule est étroit. Bientôt les lèvres de la plaie écartées par ce corps dilatant se rapprochent et se cicatrisent.

Si, enfin, l'abcès a son siége dans le testicule même, cet organe court de grands risques pour sa perte: la tunique albuginée se rompt et se déchire; les vaisseaux séminifères, détruits en quelque sorte par la suppuration, s'échappent, et la membrane qui les contient, vide alors, se réduit, en revenant sur elle-même, en une espèce de moignon. Si dans le fond de la plaie on voyait les vaisseaux séminifères à nu, il faudrait bien se garder de les saisir avec des pinces dans l'intention de les extraire, car on pourrait occasionner des accidents très graves.

L'inflammation marchant avec trop d'intensité peut enfin se terminer par la gangrène. Ce cas est, à la vérité, assez rare. Le plus souvent alors on voit succéder des collections aqueuses dans la tunique vaginale, soit que, trop vivement irrités, les absorbants se soient violemment contractés et resserrés, soit que, trop affaiblis, ils ne puissent plus repomper les liquides que les exhalants y apportent continuellement. Quoi qu'il en soit, il y a toujours défaut d'équilibre entre l'action des uns et celle des autres; les fluides s'amassent et forment par la suite une tumeur aqueuse connue sous le nom d'*hydrocèle de la tunique vaginale.* Elle peut aussi dépendre d'une foule d'autres causes; mais, dans ce cas, il est évident qu'elle est le résultat d'une phlegmasie vénérienne du testicule.

Cette maladie secondaire réclame une opération assez simple : après avoir pratiqué la ponction, on injecte ordinairement un liquide irritant qui provoque une inflammation propre à produire l'adhérence des surfaces séreuses entre elles.

2° De l'ophthalmie blennorrhagique.

On désigne sous ce nom une variété d'ophthalmie purulente dont le développement *coïncide* avec l'existence d'une blennorrhagie sur le même sujet. Nous avons commencé par établir un fait incontestable, celui de la coïncidence ; mais il est permis d'aller plus loin dans l'étiologie de l'ophthalmie blennorrhagique et de reconnaître qu'il existe nécessairement un rapport *de cause à effet* entre l'écoulement uréthral et la sécrétion puriforme de la conjonctive oculo-palpébrale. Cependant on éprouve encore quelques difficultés pour bien préciser le mode de développement de cette dernière maladie.

1° On a admis le *transport* provoqué du pus de l'urèthre sur l'œil par suite de l'incurie et de la malpropreté de certains malades qui s'inoculeraient ainsi d'eux-mêmes une maladie nouvelle. Cette cause est assurément très admissible ; de plus, elle est incontestablement possible. Mais est-elle fréquente? Nous ne le croyons pas. Nous avons vu l'ophthalmie blennorrhagique se développer malgré les soins qu'avaient pris les malades d'éviter de porter les mains à leurs yeux après avoir touché leurs organes génitaux. Chez les femmes d'ailleurs, qui sont autant, ou à peu près, prédisposées à l'ophthalmie blennorrhagique que les hommes, le transport du pus paraît plus difficile encore par la disposition de leurs habillements. Enfin il ne faut pas oublier non plus que l'inoculation de la blennorrhagie à l'œil doit se faire de muqueuse à muqueuse. Or, qu'un malade affecté d'écoulement uréthral porte la main à ses yeux après avoir touché sa verge, il ne prendra pas assurément la précaution de renverser ses paupières pour mettre ses doigts imprégnés de pus en contact avec la conjonctive; il ne touchera habituellement que la peau des paupières, ce qui est insuffisant. Il faut admettre qu'une gouttelette de pus arrive sur le bord libre des paupières et pénètre plus avant. Cela est assurément possible dans quelques cas, nous ne voulons pas le nier ; qu'il nous suffise de faire comprendre que l'inoculation proprement dite est assez difficile par le moyen que nous venons d'indiquer.

2° On a également invoqué la *métastase*, c'est-à-dire le *transport spontané* du principe morbifique de l'urèthre sur les yeux au moyen de la circulation générale. Cette manière de voir, qui rentre directement dans la doctrine des métastases, fort en honneur chez les anciens, n'explique rien en réalité ; c'est la constatation d'un fait, et rien de plus. On avait habituellement recours à cette théorie de la métastase lorsqu'on ne pouvait pas expliquer autrement l'origine de la maladie.

Dupuytren, se fondant sur un raisonnement qui n'était après tout que très spécieux, regardait l'ophthalmie blennorrhagique comme produite par le *transport provoqué* du pus (inoculation artificielle) lorsqu'elle n'existait que d'un côté, tandis qu'il était disposé à la regarder comme le résultat du *transport spontané* du pus (inoculation métastatique) quand cette maladie se développait *simultanément* des deux côtés.

3° Enfin, nous pensons que l'on peut tout aussi bien se rendre compte du développement de l'ophthalmie blennorrhagique en invoquant les lois de la *sympathie*. Exemple : il survient quelquefois pendant le cours de l'écoulement uréthral une inflammation aiguë d'une ou de plusieurs articulations que l'on désigne sous le nom d'*arthrite blennorrhagique*. Ici on ne saurait invoquer le transport artificiel du pus ; la métastase elle-même est presque en défaut, car on peut toujours se demander pourquoi le principe morbifique se fixe là plutôt qu'ailleurs, dans une articulation et non pas dans un muscle. Il faut par conséquent admettre qu'en vertu d'une sympathie pathologique l'articulation malade a participé à l'état phlegmasique de la muqueuse uréthrale. La cessation ou plutôt la diminution notable de la blennorrhagie, lorsqu'elle a lieu, ne saurait d'ailleurs être invoquée en faveur de la métastase, car on sait que c'est une loi générale de l'organisme que le développement d'un nouveau foyer phlegmasique influence très directement celui qui existait déjà.

En un mot, sans prétendre expliquer autrement l'étiologie de l'*ophthalmie blennorrhagique*, nous sommes disposé à nous rendre compte de son développement, dans l'immense majorité des cas du moins, de la même manière que l'on se rend compte de la production de l'arthrite blennorrhagique. Cette sympathie morbide, dont on trouve, d'ailleurs, dans la pathologie tant d'autres exemples, a encore ici une occasion *d'être* plus directe encore, si je puis m'exprimer ici, car c'est une muqueuse qui s'enflamme à l'occasion d'une autre muqueuse déjà enflammée; ou bien, qu'on nous passe cette comparaison triviale, mais exacte, c'est un incendie qui se propage au loin en épargnant les substances non combustibles qu'il rencontre sur son passage.

Quoi qu'il en soit, l'inflammation purulente des yeux peut débuter d'un seul côté ou des deux à la fois. On observe généralement, mais non pas dans tous les cas, que l'inflammation est plus violente lorsqu'elle n'a envahi qu'un seul œil. De même, lorsqu'elle existe en même temps des deux côtés, on voit ordinairement que l'un est plus maltraité que l'autre des suites que cette maladie terrible entraîne après elle.

L'ophthalmie blennorrhagique, sauf quelques caractères spéciaux sur lesquels nous insisterons plus loin, ressemble complètement aux autres ophthalmies purulentes.

Comme ces dernières, elle présente trois états distincts :

1° État inflammatoire,

2° État purulent,

3° État granuleux.

1° *État inflammatoire.* C'est l'ophthalmie catarrhale des auteurs, mais plus intense : les paupières sont rouges, tendues, comme érysipélateuses ; on les ouvre difficilement ; le chémosis commence à se former.

En renversant les paupières, on trouve la muqueuse oculo-palpébrale d'un rouge écarlate très intense et tellement boursouflée qu'elle forme au devant de l'œil et autour de la cornée un bourrelet circulaire que l'on nomme *chémosis.* Il est impossible d'assigner une forme déterminée à l'injection vasculaire, la muqueuse paraissant complètement gorgée de sang. Le chémosis dont nous avons parlé est, soit *charnu*, soit *purulent*; mais il n'est déjà plus *séreux* comme dans l'ophthalmie catarrhale simple.

2° *État purulent.* Par la fente palpébrale s'écoule une matière puriforme, épaisse, d'un jaune plus ou moins verdâtre, mêlée quelquefois de stries sanguines. Ce pus est tellement âcre et irritant qu'il ronge et ulcère même dans quelques cas la peau des joues qu'il vient à toucher. Sa quantité est fort variable; elle est généralement très abondante, et l'écoulement est en quelque sorte continuel, ou bien le pus s'accumule derrière les voiles palpébraux, et il sort en quantité lorsqu'on vient à soulever ceux-ci.

3° *État granuleux.* La surface libre de la conjonctive palpébrale se couvre de petites élevures du volume d'une tête d'épingle environ et serrées les unes contre les autres en nombre plus ou moins considérable. Ce sont les granulations que l'on rencontre surtout à la paupière supérieure et qui avoisinent ordinairement le sillon oculo-palpébral.

L'ophthalmie blennorrhagique a une marche très aiguë, et en 24 ou 36 heures la cornée peut être détruite, l'œil vidé.

Parmi ses complications le plus à redouter, il faut noter surtout les lésions si graves de la cornée. On s'est rendu compte de plusieurs manières des désordres qui surviennent alors. Voici les trois explications principales que l'on peut présenter.

A. L'inflammation se propage directement

à cette membrane; elle la ramollit, la fait suppurer, la rend opaque, etc.

B. L'inflammation de la conjonctive, membrane qui est d'autant plus adhérente qu'elle se rapproche davantage de la circonférence de la cornée, a pour effet d'arrêter en quelque sorte la circulation dans ses vaisseaux. Or, comme ceux-ci constituent une des origines principales des ramifications vasculaires qui servent à la nutrition de la membrane transparente de l'œil, il en résulte pour elle une sorte de gangrène ou de mortification qui aurait pour caractère primordial la formation d'une espèce d'ulcération ou de sillon péricornéal placé au-dessous du chémosis, et qui est le plus souvent un signe précurseur de la destruction de la cornée.

C. Le pus, qui baigne sans cesse la cornée, détruit par son contact irritant sa vitalité, comme il agit sur la peau qu'il rougit et qu'il ulcère. Nous nous rallions volontiers à cette dernière explication, parce qu'elle est plus probable que les autres et qu'elle explique tout aussi bien les désordres qui naissent souvent dans des points différents de la surface cornéale. En effet, si l'ulcération péricornéale se développait par suite d'une sorte d'étranglement des vaisseaux, résultat de l'inflammation suraiguë de la conjonctive oculaire, les premières lésions devraient se rencontrer constamment au centre de la cornée, qui est, en définitive, la partie la plus éloignée relativement à la circulation ; et cela en vertu de la même cause qui fait que la gangrène par défaut de circulation s'observe toujours aux extrémités des membres par exemple. Or, il n'en est pas ainsi dans le cas actuel ; nous sommes donc disposé à regarder la formation du sillon placé sous le chémosis et à la circonférence de la cornée comme produit par un contact plus prolongé du pus qui se trouve là emprisonné en quelque sorte et qui, n'étant pas mélangé aux larmes, possède des qualités irritantes portées à un plus haut degré encore.

Dans ces derniers temps, M. Frédéric Hairion a voulu établir une distinction entre les différentes espèces d'ophthalmies blennorrhagiques. Voici sa doctrine :

« 1° On doit admettre une ophthalmie gonorrhoïque syphilitique et une ophthalmie gonorrhoïque non syphilitique.

» 2° La première se distingue de la seconde

par un caractère essentiel, constant, pathognomonique : *l'engorgement des ganglions lymphatiques correspondants.*

» 3° L'ophthalmie gonorrhoïque syphilitique participe de toutes les propriétés de la gonorrhée syphilitique.

» 4° Elle reconnaît pour cause unique l'application de la matière de la gonorrhée sur la conjonctive, que cette matière provienne de l'individu lui-même ou d'une autre personne atteinte de cette maladie.

» 5° L'ophthalmie gonorrhoïque, considérée comme phénomène sympathique ou métastatique, n'est jamais de nature syphilitique ; cette ophthalmie se confond entièrement avec les autres blennorrhées oculaires aiguës et ne s'en distingue par aucun caractère essentiel.

» 6° Lorsqu'une ophthalmie purulente se développe chez un individu atteint de gonorrhée, il peut arriver : *a.* que la gonorrhée soit entièrement étrangère au développement de l'ophthalmie ; *b.* qu'elle agisse comme cause prédisposante (*développement par sympathie*) ; *c.* comme cause aggravante (*développement attribué à la métastase*) ; *d.* ou enfin comme cause déterminante (*développement par inoculation*). L'ophthalmie qui reconnaît cette dernière cause est seule virulente, syphilitique ; les autres ne sauraient l'être.

» 7° L'existence d'un symptôme qui permet de reconnaître avec certitude l'ophthalmie gonorrhoïque syphilitique de celle qui ne l'est pas est appelée à jeter le plus grand jour sur toutes les questions qui se rattachent à l'histoire de l'ophthalmie gonorrhoïque, de l'ophthalmie des nouveau-nés, et aussi sur certains points encore obscurs ou contestés de l'histoire de la syphilis en général.

» 8° L'apparition de ce symptôme au début de la maladie ne saurait être indifférente pour le traitement. »

Cette manière de voir nous paraît plus ingénieuse que vraie ; elle est fondée d'ailleurs sur des principes au moins très contestables. La présence du bubon pré-oculaire, venant déposer de la nature syphilitique de la maladie, est une idée au moins hasardée, lorsqu'on sait avec quelle facilité s'engorgent les ganglions sous l'influence d'une légère inflammation siégeant dans une région riche en vaisseaux lymphatiques. Or, dans l'ophthalmie blennorrhagique, la peau des paupières est dans quelques cas plus que dans d'autres fortement enflammée ; elle a un aspect érysipélateux ; n'est-ce pas assez de cet état pour enflammer les ganglions lymphatiques placés au devant de l'oreille, comme ceux-ci s'enflamment d'ailleurs ordinairement lorsqu'il n'existe qu'un simple érysipèle des paupières ? En un mot, la théorie de M. Hairion est à revoir quant à l'existence toute spéciale des faits qu'il invoque, et elle est surtout susceptible d'être longuement réfutée pour ce qui est de l'interprétation qu'il leur donne... mais cela nous entraînerait trop loin.

Le traitement de l'ophthalmie blennorrhagique peut être résumé ainsi qu'il suit. D'abord, faut-il chercher à rappeler l'écoulement de l'urèthre ? Cette idée thérapeutique, empruntée à la doctrine de la métastase et qui a été soutenue par Lange, Swédiaur, devait tomber avec elle ; en effet, elle n'a plus aujourd'hui que de rares partisans..... Disons cependant que pour rappeler l'écoulement uréthral, lorsqu'il a totalement disparu, on peut avoir recours à l'inoculation, soit du pus des yeux, soit du pus pris sur un sujet atteint de blennorrhagie, ou bien à l'introduction dans l'urèthre d'une bougie enduite d'une substance grasse et irritante. On peut également mettre en usage des injections irritantes, caustiques même, des cataplasmes chauds dont on recouvre les parties génitales, des fomentations, des bains tièdes, etc.

Le traitement de l'ophthalmie blennorrhagique se compose des moyens suivants :

1° Les antiphlogistiques généraux ou locaux, selon les cas, et répétés quelquefois à plusieurs reprises : sangsues, ventouses, saignées au bras.

2° Les purgatifs salins, l'eau de Sedlitz, ou bien encore la poudre suivante : Pr. calomel et jalap, de chaque 75 centigr. en trois paquets, à prendre de demi-heure en demi-heure ; il faut purger le malade de deux jours l'un.

3° L'excision du bourrelet chémosique réussit quelquefois ; elle tarit un peu la source du pus, empêche sa stagnation, mais ne guérit pas pour cela la phlegmasie suraiguë de la conjonctive. C'est à la cautérisation profonde et étendue de la conjonctive oculo-palpébrale qu'il faut avoir recours. Avec un crayon de nitrate d'argent taillé *ad hoc*, et les paupières une fois renversées ; il faut cautériser toute la surface conjonctivale, en ayant la précaution d'éviter la cornée, ce qui demande encore quelques précautions. Des compresses d'eau fraîche ou mieux glacée seront appliquées sur l'œil pour éviter pendant les cinq ou six heures suivantes une réaction trop vive.

4° Enfin, bien convaincu de l'influence délétère pour la cornée du contact de la matière purulente, nous conseillons des injections très fréquentes de liquide entre les paupières, toutes les dix minutes par exemple. M. Tavignot emploie volontiers le mélange suivant : eau commune 500 gramm., chlorure de sodium 100 gramm. C'est à la fois un collyre que l'on met en usage et des lotions de propreté auxquelles on a recours.

Pour clore d'une manière instructive cet important chapitre, nous citerons avec intérêt le passage suivant :

« De toutes les conjonctivites, la plus terri- » rible, la plus rapidement funeste, est la con- » jonctivite blennorrhagique. En deux ans, seize » cas se sont présentés à la clinique de l'Hôtel- » Dieu de Paris...

» Il y avait déjà longtemps que le professeur » Sanson, après avoir été témoin de l'insuffi- » sance des antiphlogistiques prodigués avec vi- » gueur et rapidité, en même temps qu'il avait

» vu échouer tous les spécifiques vantés en semblable occurrence, poivre cubèbe, résine de » copahu, etc., avait eu ensuite l'idée de réunir » contre cette maladie le double moyen d'excision » et de cautérisation des muqueuses oculaires.

» Un adulte polonais, fort et vigoureux, se » présente dans mon service; un seul œil était » affecté de blennorrhagie; on ordonne les anti» phlogistiques les plus énergiques, saignée aux » deux bras, ouverture de l'artère temporale, » application de sangsues en permanence aux » apophyses mastoïdes, collyre à l'azotate d'ar» gent; à l'intérieur on administrait la potion » de Chopart et le poivre cubèbe à haute dose. » Rien ne put tarir la source de cette sécrétion; » la perforation de la cornée et le vide de l'œil » droit eurent lieu le troisième jour à dater de » celui de l'invasion de la maladie. L'autre œil » est pris secondairement de la même affection; » l'état de débilité générale ne permet plus de » recourir aux mêmes agents; cependant il y a » urgence. Pour sauver l'œil qui reste encore » et tarir la source de la sécrétion purulente, » j'excise avec des ciseaux courbes la muqueuse » boursouflée oculo-palpébrale, et je cautérise » fortement et rapidement avec le cylindre de

» nitrate d'argent tout ce que les ciseaux n'a-» vaient pu atteindre. La sécrétion reste suspen-» due et le succès couronne l'entreprise.

» Le savant professeur Chaussier, de l'Acadé-» mie des sciences, racontait un cas d'inoculation » survenu dans deux circonstances différentes : » un jeune homme courait la poste, ayant une » blennorrhagie uréthrale, qui fut supprimée » tout-à-coup et suivie d'un suintement puru-» lent à un seul œil ; les yeux sont lavés avec la » même éponge, suintement de l'œil du côté » opposé. La mère du jeune homme, âgée de » quatre-vingts ans, à l'abri conséquemment de » tout soupçon, ayant lavé les yeux de son fils et » essuyant en même temps les larmes des siens, » toujours avec la même éponge, fut prise d'une » affection identique. »

(*Résumé du compte-rendu de la clinique ophthalmologique de l'Hôtel-Dieu de Paris et de l'hôpital de la Pitié, du professeur Sanson, pendant les quatre années* 1834-35-36-37, *présenté au conseil général de l'administration des hospices et hôpitaux civils ;* par M. le docteur Caffe, ancien chef de la clinique ophthalmologique des hôpitaux de Paris. — *Journal des connaissances médicales pratiques,* tom. IV, pag. 336 et suiv.)

3° Du rétrécissement de l'urèthre.

Parmi les accidents qui peuvent être regardés comme la suite de la blennorrhagie, le plus grave est, sans contredit, le rétrécissement du canal de l'urèthre; on le voit survenir à la suite des écoulements qui ont été négligés, ou trop promptement guéris, ou trop fréquemment répétés. Les injections faites au milieu de son cours, la négligence dans le traitement, en un mot toutes les causes qui sont susceptibles d'augmenter ou d'entretenir pendant longtemps l'inflammation du canal de l'urèthre, peuvent aussi produire son rétrécissement.

Les urines alors sont gênées dans leur cours: tantôt le jet est seulement rendu plus petit, tantôt il est en forme de spirale, d'autres fois il est bifurqué.

Des auteurs ont prétendu qu'il y avait des callosités dans le canal, des fongosités, des tubercules; d'autres ont attribué le rétrécissement au rapprochement des parties engorgées. Dans l'effet avantageux de la présence des sondes, les premiers ont cru voir l'abaissement de leurs fongosités, et les seconds la simple dilatation des parties rapprochées du canal. L'ouverture des cadavres a été invoquée pour terminer cette dispute; mais on ne doit pas trop s'y fier, car on sait que bien des parties qui étaient saillantes pendant la vie disparaissent après la mort. Cependant l'engorgement des parois du canal est aujourd'hui la cause généralement admise de son rétrécissement.

Quoi qu'il en soit, puisqu'il existe une difficulté d'uriner, l'indication est de la faire disparaître. Or, comme l'obstacle qui la produit est mécanique, c'est aussi à des moyens mécaniques qu'il faut avoir recours pour la remplir. Persuadés qu'il y avait des carnosités dans le canal, les anciens mettaient en usage les bougies emplastiques, très propres à opérer la dilatation ; mais elles ne peuvent convenir chez les sujets sensibles et irritables.

Lorsque l'obstacle est situé trop profondément, elles ont un inconvénient majeur, celui de produire dans toute la longueur du canal une forte irritation, tandis qu'un seul point est affecté. Si les remèdes qui recouvrent ces bougies étaient doux et innocents, comme l'emplâtre de Vigo rendu plus solide par l'addition de la cire, leur application sur une partie saine ne pourrait être nuisible, et alors on pourrait s'en permettre l'usage. Elles ont même sur celles de gomme élastique l'avantage de mieux se mouler à la forme irrégulière du canal. Molles et peu résistantes, elles ne peuvent pas toujours surmonter du premier coup l'obstacle qu'elles rencontrent; on se garde alors de fatiguer le canal, on laisse la bougie contre l'obstacle, elle y produit une sécrétion plus abondante qui dégorge les parties, et de nouvelles tentatives, au bout de vingt-quatre heures, la font pénétrer plus avant; on parvient enfin avec ces précautions à franchir une difficulté qui d'abord eût été invincible. Toutefois on ne doit pas pour cela renoncer aux bougies de gomme élastique, dont l'emploi demande les mêmes précautions.

Lorsque l'obstacle est assez grand pour s'opposer totalement au passage des urines, ce fluide, apporté continuellement par les urétères, s'amasse dans la vessie, l'irrite, occasionne une distension douloureuse, et peut même produire des fissures. L'indication est alors très urgente: il faut évacuer promptement le liquide; les bougies dans ce cas seraient insuffisantes; elles ne pourraient tout au plus être employées que comme moyen préparatoire; il faut se servir de sondes bien plus fortes, comme celles de gomme élastique garnies de leur mandrin, celles d'argent dont l'épaisseur des parois est plus ou moins grande.

Lorsque le rétrécissement est peu ancien, il est rare qu'on ne puisse parvenir jusqu'à la vessie : dès que l'urine est écoulée, le malade est en grande partie guéri ; mais faut-il recourir promptement à l'usage habituel de la sonde, ou bien ne conviendrait-il pas mieux de temporiser un peu en employant d'autres moyens moins énergiques?

Si le rétrécissement existe depuis longtemps, que la distension soit considérable, nul doute que tout retard augmentant la cause ne devienne très funeste ; mais si la maladie est récente, que les douleurs soient supportables et la distension de la vessie médiocre, on fera avantageusement précéder l'usage de la sonde par celui des bains généraux, des émollients; enfin, s'il y avait trop d'irritation, par les saignées générales et locales.

Si, malgré ces moyens et l'usage habituel longtemps continué de la sonde, on ne pouvait parvenir à rétablir le canal dans son état naturel, il faudrait alors en pratiquer un artificiel en faisant une ponction à la vessie, soit au-dessus du pubis, soit au-dessous par le périnée, soit enfin par l'intestin rectum. Chacune de ces trois méthodes a eu le plus grand succès entre les mains de ceux qui les ont proposées et mises en usage. Cependant la ponction au-dessus du pubis ou ponction hypogastrique nous paraît préférable.

Après avoir ainsi remédié aux accidents urgents en évacuant les urines, il ne faut pas perdre de vue la chose principale, qui est le rétrécissement de l'urèthre. On parvient quelquefois, au moyen de la sonde, à franchir l'obstacle lorsque le spasme et l'irritation de la vessie ont cessé. Est-il avantageux alors de forcer l'obstacle et de pénétrer de force dans la vessie? Quelques praticiens ont partagé cette opinion, ils ont même recommandé de la suivre, regardant comme une espèce d'affront de ne pouvoir parvenir dans la vessie sans force et du premier coup. Mais ne vaut-il pas mieux avoir ce léger désagrément et cesser des efforts inutiles que de faire des fausses routes, produire des abcès, des fistules urinaires, dont les suites sont toujours très fâcheuses, ou de donner lieu à des irritations si violentes que la mort en soit la suite inévitable? Un homme affecté d'un rétrécissement de l'urèthre se livre à un chirurgien qui, après deux heures de tentatives infructueuses, parvient enfin dans la vessie. Le même jour une irritation violente accompagnée de fièvre se déclare; le malade meurt le troisième jour au milieu des douleurs cruelles et des angoisses déchirantes d'un spasme foudroyant.

Le rétrécissement de l'urèthre peut être accompagné de fistules urinaires : alors la conduite que l'on doit tenir est absolument la même; il s'agit de rétablir le canal de l'urèthre et d'empêcher le passage de l'urine par l'ulcère fistuleux au moyen d'une sonde laissée à demeure dans le canal; l'urine cessant de couler, les parois de l'ulcère reprennent leur souplesse et ne tardent pas à se cicatriser : *causâ sublatâ, tollitur effectus*. Si la fistule est située vers le milieu du canal, il suffira de déboucher de temps en temps la sonde de gomme élastique, que l'on substitue à celle d'argent après avoir vaincu l'obstacle; mais si la fistule est très voisine du col de la vessie, il faut alors la laisser continuellement ouverte, afin de donner libre issue au liquide à mesure qu'il est apporté par les urétères.

Rarement les fistules dont nous parlons résistent à ces moyens; mais plusieurs malades ne veulent pas s'assujétir à toutes les règles du traitement, et aiment mieux conserver leur infirmité, légère en apparence, que d'obtenir à ce prix une guérison complète. Mais combien ils paient cher leur indocilité! Tôt ou tard les urines s'infiltrent dans le tissu cellulaire et y produisent des abcès gangréneux, dont les suites sont toujours fâcheuses et souvent mortelles.

Lorsque les urines n'ont pu être évacuées, soit qu'il ait été impossible de sonder, ou que, par négligence, on n'ait point pratiqué la ponction, apportées continuellement par les urétères, elles s'accumulent de plus en plus dans la vessie, en distendent les parois, et en procurent même quelquefois la rupture ou celle des parois du canal de l'urèthre. Lorsque cette rupture a lieu au corps de la vessie, elle est très dangereuse; elle l'est moins lorsqu'elle se trouve avoisiner le col de l'organe ou le col lui-même, et le danger est moins grand lorsque c'est le col qui est perforé. Dans le premier cas, l'urine s'échappe dans l'abdomen, elle cause bientôt la mort de l'individu; dans le deuxième, elle se porte dans le tissu cellulaire qui se trouve autour du col de la vessie et de l'intestin rectum ; là elle produit des accidents assez graves ; dans le troisième enfin, l'urine s'infiltre dans le tissu cellulaire du périnée, détermine une irritation suivie d'une inflammation dont le degré varie suivant la rapidité de l'épanchement, et donne lieu à la formation d'abcès gangréneux dont les suites sont plus ou moins fâcheuses.

Ici se présentent deux indications : 1° enlever l'obstacle qui se trouve dans le canal de l'urèthre ; 2° donner issue à l'urine infiltrée. L'introduction d'une sonde dans la vessie remplit la première ; on remplit la seconde en faisant promptement des incisions profondes sur le lieu de l'infiltration. Ces incisions sont également suivies de la gangrène ; mais celle-ci est alors moins étendue et moins à craindre que celle qui résulte de l'abcès ; les solutions de continuité offrent d'ailleurs l'avantage de permettre l'écoulement des liquides épanchés. Lorsque la maladie a marché avec trop de rapidité, ou bien quand on n'a pas pratiqué à temps les incisions nécessaires, souvent toutes les enveloppes qui forment les bourses tombent en mortification, les testicules complètement dénudés restent suspendus par les cordons des vaisseaux spermatiques.

La vie du malade est quelquefois désespérée ; mais d'autres fois on est assez heureux pour obtenir une guérison radicale de cette terrible maladie.

IRITIS SYPHILITIQUE.

L'inflammation de l'iris due à l'influence du virus vénérien est un accident secondaire dont il ne serait pas toujours facile de reconnaître l'origine véritable si l'on ne tenait compte que des signes matériels de la maladie. En effet, il ne suffit pas qu'un malade atteint d'iritis ait eu, à une époque plus ou moins éloignée, des accidents vénériens primitifs pour que l'on soit autorisé à déclarer que l'iritis qu'il a actuellement est de nature syphilitique. Cependant quelques partisans exagérés de la spécificité dans les ophthalmies ont voulu assigner à l'iritis syphilitique des caractères distinctifs bien tranchés; ils ont parlé d'une teinte cuivrée ou couleur de rouille de l'iris, surtout vers son bord pupillaire, d'un déplacement en haut et en dedans de la pupille; mais tout ceci n'est rien moins que l'expression de ce que l'on observe, et ces caractères que l'on a prétendu appartenir à l'affection actuelle se rencontrent également dans d'autres espèces d'iritis. Quant aux condylômes décrits par Beer, il faut reconnaître qu'ils sont rares; mais, lorsqu'ils existent, ils affectent en effet la forme de pustules, de végétations; on peut, il est vrai, se demander si ce ne sont pas là tout simplement de petits abcès qui se résorbent quelquefois, et d'autres fois détruisent l'iris et laissent après eux une perte de substance qui donne ainsi lieu à une seconde pupille. Quoi qu'il en soit, l'existence de ces élevures à la surface de l'iris doit seule faire naître, même en l'absence d'autres accidents, l'idée d'une iritis syphilitique. Maintenant, sauf ce cas particulier, on voit qu'il serait difficile de diagnostiquer la maladie en question si l'on n'avait point pour nous venir en aide d'autres adjuvants que l'inspection directe et la symptomatologie. Ces moyens sont la coexistence d'accidents secondaires bien tranchés sur d'autres parties du corps, tels que des ulcérations à l'arrière-gorge, une éruption cuivrée sur la peau, etc.

Quoique l'iritis syphilitique reconnaisse bien positivement une cause qui est devenue inhérente à tout l'organisme, cependant on l'observe rarement des deux côtés à la fois, et elle est le plus ordinairement bornée à un seul œil.

L'iritis syphilitique peut avoir une durée très grande et entraîner des désordres sérieux dans l'œil si l'on méconnaît sa véritable nature ; de plus elle peut, une fois guérie, récidiver si l'on n'a pas, par un traitement convenable, triomphé de sa cause première.

Ainsi on mettra en usage, si la réaction oculo-palpébrale est trop vive, quelques émissions sanguines locales ou générales.

On aura également recours à quelques purgatifs administrés tous les trois ou quatre jours.

On fera faire matin et soir une friction sur le front et la tempe avec gros comme une noisette chaque fois de la pommade suivante : onguent mercuriel double 30 gramm., extrait de belladone 15 gramm.

Enfin on administrera au malade du calomel associé à l'opium, dans le but de provoquer la salivation, qui n'est pas toujours indispensable dans l'iritis pour amener la guérison, mais qui, en général, la favorise le plus souvent. On commence par 30 centigr. de calomel et 5 centigr. d'extrait gommeux d'opium par jour, et on augmente progressivement la dose du calomel que l'on peut ainsi porter successivement à 1 gramme. La salivation nous paraît surtout agir dans ce cas comme une puissante révulsion. On peut encore obtenir d'excellents résultats de l'emploi de l'iodure de mercure, que l'on fait prendre d'abord à la dose de 5 centigr., en augmentant successivement cette dose.

L'iodure de potassium, qui réussit mieux cependant dans les accidents tertiaires de la vérole que dans les accidents secondaires, mérite également d'être employé dans quelques cas, surtout lorsque les malades ont de la répugnance pour les préparations mercurielles. 50 centigr., puis 75, puis 1 gram. par jour, suffisent ordinairement, lorsque ce traitement est continué cinq à six semaines, pour assurer la guérison définitive de la maladie.

DE LA PARALYSIE VÉNÉRIENNE.

L'impotence ou la paralysie des muscles tient à deux causes bien différentes : tantôt on doit l'attribuer aux douleurs violentes produites par le virus vénérien, tantôt, au contraire, on ne doit en accuser que la perte de l'action musculaire elle-même.

Comme tous les symptômes vénériens, la paralysie peut encore être produite par des causes étrangères au virus vénérien; mais on reconnaît qu'elle est syphilitique aux phénomènes qui ont précédé les douleurs violentes auxquelles elle a succédé, et sa naissance lente et successive; dans tous les autres cas, au contraire, la paralysie arrive comme subitement; soit qu'elle dépende de causes internes ou de causes externes, on peut toujours l'apprécier.

Cette paralysie est, ou commençante et incomplète, ou ancienne et complète.

La paralysie, lorsqu'elle est simplement musculaire, peut avoir été précédée de la *contracture* d'un ou de plusieurs muscles. Il importe donc d'être prévenu à cet égard pour ne pas commettre une erreur de diagnostic et croire qu'il s'agit d'un ramollissement cérébral.

Dans ces derniers temps on a mieux interprété, peut-être, le véritable mode de production de la contracture musculaire syphilitique, en la rapportant au développement de tumeurs gommeuses dans le tissu cellulaire qui sépare les fibres musculaires. Les faits consignés par MM. Ricord, Vidal, Morel-Lavallée, paraissent, en effet, très probants.

Son traitement est le même que pour les autres symptômes vénériens : très grave en apparence, elle est cependant d'une guérison assez facile.

DE L'ALOPÉCIE

ET DE LA PÉLADE VÉNÉRIENNES.

La *pélade* ou chute des poils, l'*alopécie* ou chute des cheveux, très fréquentes autrefois, sont aujourd'hui si rares qu'elles méritent à peine l'attention des médecins. J'ai vu un étudiant en droit, âgé de vingt-deux ans, qui, à la suite d'une grande quantité de pustules syphilitiques développées sur le cuir chevelu, a perdu en trois mois une chevelure d'un blond superbe; j'ignore si plus tard elle a repoussé.

D'autres maladies que la syphilis peuvent y donner lieu : ainsi on voit survenir assez souvent ces phénomènes à la suite des maladies de longue durée, ou des maladies très graves qui attaquent profondément l'économie animale, comme la fièvre typhoïde, les congestions cérébrales; chez les femmes à la suite des couches, ce cas est fréquent.

Les anciens ont pensé que dans ces deux maladies il y avait ulcération du bulbe des cheveux ; d'autres les ont attribuées à la dessiccation de ces mêmes productions épidermoïques, qui, privées alors de la circulation et de la vie, se séparent des parties vivantes comme les eschares.

La ténuité des parties ne permet pas de vérifier exactement laquelle de ces deux opinions est la véritable.

L'alopécie de nature syphilitique est le plus souvent partielle, comme l'éruption pustuleuse dont elle est la conséquence. On voit donc sur la tête des places dégarnies de cheveux à côté d'autres restées touffus. Lorsque l'alopécie est partielle, elle siége d'ordinaire aux tempes ou au vertex. M. Cullerier dit avoir observé deux cas dans lesquels l'occiput seul était dégarni de cheveux.

Il paraît également résulter des recherches de ce chirurgien que les hommes sont plus sujets à l'alopécie que les femmes. Ainsi, sur cent quatre-vingts malades, hommes, soumis en même temps à son observation à l'hôpital du Midi, il y en avait cinq affectés d'alopécie; tandis que sur plus de deux cents femmes il n'y en avait aucune qui présentât cet accident.

L'alopécie syphilitique congénitale paraît être très rare.

Le traitement local doit se proposer de faire cesser le plus promptement possible l'état inflammatoire de la peau ; ainsi les lotions émollientes, les cataplasmes de farine de lin, les fomentations aqueuses, etc., seront employés tout d'abord. A mesure que l'état de la peau s'améliore, on doit songer à raser la tête, les sourcils et les poils, afin de diminuer l'étendue de l'alopécie en favorisant la reproduction des cheveux. Il faut revenir plusieurs fois à la même opération, comme cela se pratique d'ailleurs dans l'alopécie ordinaire.

Nous n'avons rien à dire du traitement général, il est le même que pour les autres symptômes de la maladie vénérienne.

DE L'ONGLADE VÉNÉRIENNE.

L'*onglade vénérienne* consiste dans le dessèchement de l'ongle occasionné par la privation de sa circulation. Tantôt il y a dessèchement absolu; d'autres fois l'ongle est, comme on le dit, humide. Dans le premier cas, le traitement consiste à enlever l'ongle jusqu'à la portion qui vit encore ; alors on voit un nouvel ongle, quelquefois inégal, remplacer le premier. Dans le second cas, il faut laisser prendre à l'ongle tout l'accroissement dont il est susceptible, et lui donner même de la consistance au moyen des applications spiritueuses et balsamiques qui en fortifient le tissu. Alors on en pratique l'extraction avec beaucoup de soin, car si on en laissait le plus petit morceau, on verrait bientôt la maladie reparaître et acquérir la même étendue qu'auparavant.

Certains auteurs ont encore décrit un autre symptôme vénérien qu'ils ont appelé *tinnitus au-*

rium, mais ce phénomène est très rare aujourd'hui : l'altération des os du nez, de la bouche, peut y donner lieu, mais alors il est purement symptomatique.

ÉPILEPSIE VÉNÉRIENNE.

L'épilepsie vénérienne a été observée quelquefois ; elle cède à un traitement convenable et se distingue ainsi des autres épilepsies, de même que par l'existence antérieure de la maladie syphilitique.

L'épilepsie vénérienne peut être souvent due à une exostose de la table interne du crâne qui comprime la substance cérébrale. M. le docteur Caffe a fourni à une société savante la démonstration de ce fait, en lui présentant une pièce pathologique à l'appui, appartenant à un syphilitique qui avait succombé pendant un accès d'épilepsie, dans une salle de l'Hôtel-Dieu de Paris, où M. Caffe était alors chef de clinique.

Plusieurs autres faits analogues à celui-ci sembleraient militer en faveur de cette opinion que l'épilepsie causée par le virus syphilitique est de nature organique, c'est-à-dire qu'elle coïncide avec une légion matérielle appréciable. Il serait difficile, en effet, qu'il en fût autrement, puisque la vérole se manifeste toujours par des lésions de structure. Cela étant admis, il en résulte que l'altération qui amène l'épilepsie n'agit pas comme lésion spécifique, mais seulement comme lésion matérielle.

OPHTHALMIE SYPHILITIQUE.

Elle constitue un accident secondaire que l'on observe rarement, il est vrai, mais sur lequel il est bon néanmoins d'appeler l'attention. Elle a pour siége le plus ordinaire les paupières, quelquefois le bord libre, souvent la muqueuse conjonctivale, moins souvent le tissu cellulaire sous-cutané.

Les lésions que l'on observe sont de plusieurs ordres : ce sont, au niveau du bord postérieur du cartilage tarsien, des espèces de pustules plates, peu volumineuses, à surface d'un blanc grisâtre, accompagnées d'une injection assez prononcée de la muqueuse périphérique; des végétations en nombre varia ble implantées sur la muqueuse et faisant une saillie notable; rouges à leur sommet, elles sont quelquefois grisâtres à leur base, et ont la plus grande analogie avec les végétations que l'on observe fréquemment sur le prépuce ou sur le gland; des ulcérations à fond plus ou moins pultacé, mais à bords mousses et non taillés à pic; des tumeurs fibrino-albumineuses développées dans le tissu cellulaire des paupières, qui ont tous les caractères des tumeurs gommeuses ordinaires; comme elles détruisant, ulcérant, soit la peau, soit la muqueuse qui les recouvrent; et, avec toutes ces lésions qui ne se rencontrent pas toutes réunies, une inflammation oculo-palpébrale chronique plus ou moins prononcée.

Ordinairement il existe des symptômes concomitants de vérole constitutionnelle, une éruption cuivrée sur la peau, par exemple.

M. Tavignot, qui vient de publier un cas intéressant d'ophthalmie syphilitique dans lequel tous les accidents que nous venons d'indiquer se trouvaient réunis, a mis en usage le traitement suivant: 1° collyre au nitrate d'argent, trois fois par jour; 2° insufflation de poudre de calomel, matin et soir; 3° à l'intérieur 5 centigr. par jour de proto-iodure de mercure. Le malade a très bien guéri sous l'influence de cette médication. (Voy. *Bulletin de thérapeut.*, tom. XXXI, pag. 274.)

TRAITEMENT GÉNÉRAL

DE LA MALADIE VÉNÉRIENNE.

Les remèdes antivénériens ont été pris dans les trois règnes de la nature.

1° Remèdes antivénériens pris dans le *règne animal.*

Le règne animal n'a fourni que l'ammoniaque, employée quelque temps par les anciens et préconisée de nos jours par Pérythe, qui, d'abord son zélé partisan, revint ensuite un peu de son opinion, et, sans cependant l'abandonner tout-à-fait, ne lui accordait plus la même confiance.

Si ce médicament agit avec efficacité, c'est comme sudorifique ou tonique ; mais il existe une grande différence entre l'action sudorifique de l'ammoniaque et celle des bois connus sous le nom générique de *sudorifiques.* Ces derniers jouissent, non-seulement de cette propriété, mais encore sont doués d'un véritable principe antivénérien. En effet, combien voit-on d'individus qui guérissent par leur seul secours sans transpirer plus qu'à l'ordinaire?

L'ammoniaque jouit encore d'une vertu fortifiante ; dans les cas de guérisons rapportées en faveur de ce remède, les personnes qui les ont offertes étaient dans cet état désespéré que nous avons dit contre-indiquer l'emploi des mercuriaux et ne demander que l'emploi des toniques, des analeptiques, propres à rétablir un peu la santé générale délabrée. Si dans ce cas l'alcali volatil a paru réussir, on aurait sans doute obtenu les mêmes effets de tout médicament stimulant. Ce qui ne permet pas de reconnaître à l'ammoniaque de propriété antivénérienne, c'est qu'elle échoue complètement dans les maladies syphilitiques récentes. On doit donc aujourd'hui renoncer à son usage et ne l'employer tout au plus que comme moyen auxiliaire dans les véroles dégénérées.

2° Remèdes antivénériens fournis par le *règne minéral.*

Dans le règne minéral, on trouve le mercure et ses nombreuses préparations. Banni depuis longtemps de la matière médicale et regardé comme un des poisons les plus actifs, il fut rétabli successivement dans tous ses droits et fréquemment employé d'abord contre les poux, la vermine; ensuite contre les dartres, la gale, la teigne, etc. Comme la maladie vénérienne s'annonça dès le commencement de son apparition par des phénomènes qu'on crut semblables à ceux des dartres et autres maladies cutanées, l'analogie de ces affections conduisit naturellement à celle des moyens propres à les combattre, et le mercure fut dirigé avec succès contre la maladie nouvelle; mais dès le principe ce métal fut mélangé avec un nombre effrayant de substances inutiles, qui, loin d'en augmenter la vertu, ne faisaient que la diminuer. Aujourd'hui, quand il s'agit d'en faire usage pour des frictions, on le mêle avec partie égale d'axonge de porc. On étend, ou, pour mieux dire, on oxyde légèrement le mercure liquide avec de l'axonge, et la préparation est complète lorsqu'à la loupe on n'aperçoit aucune molécule métallique.

Les auteurs ne sont pas d'accord sur l'explication des phénomènes qui se passent dans ce mélange. Les uns ont cru que le mercure était très divisible, et que les molécules cessaient d'obéir aux lois d'affinité par la graisse qui les retenait ; d'autres ont prétendu que le métal changeait de nature et qu'il s'opérait alors une véritable oxydation. Il est assez difficile de prononcer laquelle de ces deux opinions est la vraie; toutes deux ont été proposées et soutenues par des hommes très instruits. Ce qu'il y a de certain, c'est que, quand on verse de l'onguent mercuriel dans de l'eau, la graisse vient surnager le liquide, tandis que le mercure se précipite au fond du vase avec sa couleur ordinaire; et que lorsqu'on racle avec un couteau un membre récemment frictionné, on parvient à recueillir plusieurs molécules de métal qui se réunissent, et, jusqu'alors indivisibles, deviennent très sensibles à la vue.

Convaincus qu'il fallait que la nature opérât une crise salutaire pour guérir la maladie vénérienne, les anciens administraient le mercure, dans cette vue, jusqu'à produire une salivation abondante. Voici comment, il n'y a guère qu'une trentaine d'années, on traitait encore la maladie vénérienne à l'hospice de Bicêtre :

On saignait les malades dès le jour même de leur entrée ; le lendemain on administrait un purgatif; puis on les séquestrait en les renfermant dans une salle, d'où ils ne pouvaient même pas sortir pour satisfaire à leurs besoins naturels. L'air se renouvelait à peine dans cette chambre. On commençait par faire prendre huit ou dix bains pour ramollir la peau, affaiblir les malades et faciliter l'action du médicament. Enfin on en venait à l'onguent mercuriel, dont on faisait des frictions de deux gros environ sur chaque partie du corps, successivement, en commençant par les extrémités inférieures, tous les deux jours. Le nombre des frictions était de quatorze, ce qui portait la somme de l'onguent mercuriel à vingt-huit gros. Cette quantité peut paraître petite relativement à celle qu'on emploie aujourd'hui; mais elle paraîtra bien plus forte si on examine les circonstances qui accompagnent son usage. Bientôt la salivation se manifestait, devenait chaque jour plus abondante, épuisait de plus en plus les malades; les glandes salivaires étaient dans une action continuelle; la bouche et les gencives, considérablement tuméfiées, empêchaient la mastication des aliments; la langue était dans quelques cas si engorgée qu'elle sortait pendante de la bouche; pour en empêcher la lésion, on était obligé de tenir les mâchoires écartées par l'interposition de bouchons de liége. Très souvent des ulcères hideux se formaient sur ces parties; les dents vacillantes s'échappaient des mâchoires dont la nécrose s'emparait quelquefois dans toute leur étendue. Lorsque le vingt-huitième gros de mercure était administré, on laissait les malades se reposer; soit que les accidents eussent disparu, soit qu'ils existassent encore, on les renvoyait.

Mais depuis longtemps on a renoncé à cette méthode barbare et incendiaire; quoique conseillée par quelques auteurs très respectables, elle a aujourd'hui très peu de partisans.

La méthode par extinction, c'est-à-dire celle où le mercure est administré sans produire de salivation, est généralement suivie et mérite avec raison la préférence.

1re *méthode: par les frictions.*

Pour traiter convenablement la maladie vénérienne par les frictions mercurielles, il faut examiner la nature de la maladie, l'âge et la constitution de celui qui en est affecté.

S'il existe des symptômes inflammatoires, si le sujet est jeune et robuste, on pratiquera une saignée, qui devient inutile dans les circonstances contraires. On fait prendre pendant quelques jours des boissons délayantes, rafraîchissantes, et on administre ordinairement un purgatif léger, qui n'est pas au reste d'une nécessité absolue, lorsque les fonctions digestives s'exécutent librement. Faut-il, comme les anciens, faire prendre tous les bains avant de commencer le traitement? ou bien est-il préférable de les administrer pendant qu'on fait les frictions? Il n'y a pas de doute que cette dernière manière ne convienne infiniment mieux; cependant deux ou trois bains précéderont avantageusement la première friction; outre l'avantage de laver et de nettoyer la peau du malade, ils ont encore celui de l'assouplir et de favoriser l'absorption du mercure.

Les frictions se pratiquent indifféremment sur presque toutes les parties du corps. Il est parfaitement inutile d'observer la marche progressive ou successive que les anciens suivaient, par rapport aux membres, dans leur administration. les cuisses doivent cependant mériter la préférence, car on a plus de facilité de faire et de cacher ces frictions aux personnes qu'on a souvent intérêt à laisser dans l'ignorance. En effet, les vaisseaux lymphatiques se trouvent généralément répandus sur tout le corps. Or, que le mercure soit absorbé par les vaisseaux lymphatiques des membres inférieurs ou par ceux des membres supérieurs, il est toujours porté dans le torrent circulatoire, et son action reste la même. La dose pour chaque friction est depuis un demi-gros jusqu'à deux gros.

Avant de les pratiquer, il faut examiner si la partie est très velue; dans ce cas il faut la raser exactement, parce que la présence des poils rendrait l'absorption incomplète et produirait de grandes douleurs par le rebroussement de ces productions épidermoïques. Les frictions se feront tous les deux ou trois jours; chacune sera avantageusement précédée par un bain tiède; le temps le plus convenable pour les faire est le soir. Dès le principe, il est indispensable de faire prendre un bain chaque jour de friction ; mais dans la suite on se relâche de cette sévérité, et deux bains suffisent pour quatre frictions.

La quantité totale de mercure à employer varie suivant les individus : les uns n'en prennent que 125 gramm.; cette dose suffit ordinairement lorsque les symptômes sont légers et primitifs; mais elle doit être plus forte si la maladie vénérienne est consécutive et plus intense ; rarement va-t-on au delà de 250 grammes.

La durée de la friction est d'un quart d'heure. On doit autant que possible se servir des mêmes linges.

Cette manière d'administrer le mercure alternativement avec les bains est sans contredit préférable à celle des anciens.

Si pendant le temps des frictions il survenait un embarras gastrique, ce qui est assez fréquent, il faudrait alors les suspendre pour un temps, combattre la complication par l'émétique ou simplement les délayants, et reprendre ensuite leur usage.

Les règles de l'hygiène ne doivent pas être négligées pendant ce traitement. On ne doit point, à l'exemple des anciens, cloîtrer les malades ; il faut, au contraire, qu'ils respirent un air libre, pur ; mais, avant de le leur permettre, il faut considérer l'état de l'atmosphère. L'humidité, extrêmement contraire dans tous les temps, doit principalement être évitée pendant la saison d'hiver. Dans les temps froids, si l'air n'est pas agité, les malades peuvent sortir ; mais il est plus avantageux qu'ils gardent leur chambre quand le vent souffle avec violence.

Les aliments doivent être pris en petite quantité ; on les choisit de préférence dans la classe de ceux qui nourrissent sans produire aucun dégagement de gaz : on s'abstient, par conséquent, des lentilles, des haricots, de tous les farineux en général. Les viandes salées et fumées doivent être proscrites, ainsi que les aliments épicés.

Si le sujet est assez vigoureux, il pourra se passer de vin pendant quelque temps et prendre le matin un peu de lait, qui cependant n'est pas indispensable comme le croit le vulgaire ; il est seulement pris comme aliment doux et nourrissant.

L'exercice sera modéré. Trop de repos empêche l'absorption d'avoir lieu ; trop de mouvement, au contraire, fatigue les organes et nuit à l'action complète des vaisseaux.

Les passions ne doivent pas être excitées ; les personnes très affairées doivent se livrer moins que de coutume à leurs occupations ; on évitera en général tout ce qui peut produire des sensations violentes, tristes ou gaies.

A l'aide de ce régime hygiénique et pharmaceutique, presque toujours on obtient une guérison radicale, à moins que la maladie ne soit compliquée par d'autres symptômes étrangers à l'affection vénérienne qui survivent à sa disparition.

ACCIDENTS DES FRICTIONS.

Les accidents qui accompagnent l'emploi des frictions ont leur siége sur différentes parties du corps : ils peuvent se diviser en immédiats et médiats ; les premiers attaquent la peau, les seconds se manifestent sur d'autres parties.

1° *Érysipèle.* L'irritation que les frottements réitérés déterminent sur une partie échauffe la peau, qui devient quelquefois le siége d'un véritable érysipèle, tantôt borné à l'endroit frictionné, tantôt s'étendant beaucoup plus loin.

Il faut alors cesser les frictions, non-seulement sur la partie, mais encore sur tout le membre malade, et combattre l'inflammation. Comme cet érysipèle est purement accidentel, il ne demande que quelques jours pour sa disparition complète.

Cependant cette guérison n'a pas toujours lieu aussi promptement : l'irritation se porte quelquefois jusqu'au tissu cellulaire sous-cutané et y produit alors un érysipèle phlegmoneux qui est beaucoup plus intense. On prévient souvent cet accident en administrant, dès le principe du traitement, un doux laxatif.

2° *Éruption boutonneuse.* Les frictions ne produisent pas toujours un érysipèle; quelquefois on voit paraître sur la peau une éruption de petits boutons rouges à leur circonférence, blanchâtres à leur centre, et contenant du pus. Leur nombre est, dans quelques cas, si considérable que tout le membre s'en trouve recouvert.

Cet accident, qui inquiète le malade, ne doit point effrayer l'homme de l'art; les douleurs qui l'accompagnent cèdent facilement aux remèdes délayants et rafraîchissants.

3° *Irritation du tube digestif.* L'irritation du système digestif, celle des glandes salivaires, et la lésion du système nerveux, ont été rangées parmi les accidents médiats des frictions mercurielles.

Si le tube digestif est irrité, le malade éprouve des douleurs plus ou moins fortes, accompagnées tantôt de diarrhée habituelle, tantôt de constipation opiniâtre. Alors, suivant l'intensité des accidents, on diminue ou bien on suspend la dose du médicament, on relâche les organes irrités par les boissons émollientes, les lavements de même nature, les bouillons de veau, les dissolutions de gomme arabique; si les douleurs sont trop violentes, on ajoute une tête de pavot. Quand la constipation est accompagnée de douleurs, les mêmes remèdes sont applicables; si au contraire ce phénomène n'existe pas, on ne peut que soupçonner une paresse du tube digestif; alors les purgatifs minoratifs, soit en lavements, soit en boissons, rétablissent convenablement l'action engourdie de ces organes. Cette complication ne doit pas être regardée comme un accident grave, puisque plusieurs malades l'ont conservée pendant un certain temps sans inconvénient.

4° *Salivation.* Les anciens l'ont regardée comme une crise de la maladie, parce qu'elle arrivait pendant le traitement et que les symptômes vénériens disparaissaient après qu'elle avait paru; mais il est évident que cette disparition des symptômes n'était point due à la perte de la salive, mais bien à l'action du mercure. Ce qui prouve évidemment que la salivation n'est point une crise nécessaire, c'est que les individus qui n'ont jamais salivé sont cependant guéris plus complètement et plus sûrement que ceux qui ont supporté la salivation.

Pour prévenir cet accident, il faut éloigner du malade tout ce qui peut le produire : ainsi on ne lui permet qu'un léger exercice, on suspend les frictions, ou du moins on diminue la dose aussitôt que les gencives paraissent légèrement irritées; on tient le ventre libre; on change les linges du malade, et on facilite une libre circulation de l'air dans la chambre où il est enfermé.

Beaucoup de personnes ont révoqué en doute la présence du mercure dans l'air non renouvelé des salles où l'on soumet un certain nombre d'individus aux frictions; mais alors comment expliquer la salivation qui arrivait souvent à l'hôpital du Midi chez les infirmiers, qui, employés dans les salles, ne prenaient cependant pas le traitement à l'intérieur ?

Pour faire cesser la salivation quand elle est établie, on doit d'abord suspendre les frictions, puis employer les gargarismes adoucissants et astringents, comme topique sur les gencives le chlorure de chaux, enfin établir sur le tube digestif un point d'irritation au moyen de purgatifs; lorsque l'irritation des gencives est passée, on fait usage des gargarismes détersifs ou acidules, on touche avec un acide les points ulcérés qui peuvent se rencontrer dans la bouche. Quelquefois, à la suite des salivations orageuses et longues, les gencives restent dans un état de faiblesse considérable ; l'écoulement de la salive continue et semble être devenu une sécrétion naturelle. Alors les moyens que nous venons d'indiquer sont insuffisants. Sans les négliger cependant, on établit dans le voisinage un point d'irritation ; les vésicatoires, le séton ou le cautère à la nuque, réussissent très bien. En général, la salivation mercurielle, qui est accompagnée d'une odeur *sui generis*, est un accident facile à arrêter quand on a l'attention d'empêcher son trop grand développement. Il faut en outre éviter les changements subits de température. En effet, on observe que le passage d'un air sec à un air froid et humide augmente beaucoup la salivation.

Combien le mercure reste-t-il de temps à circuler dans l'économie? ou, en d'autres termes, jusqu'à quelle époque l'impression qu'il a faite peut-elle exister? Il est assez difficile de décider cette question : on a vu, en effet, des salivations mercurielles survenir un, deux et même six mois après l'administration de ce remède.

Des auteurs ont prétendu qu'après des années entières le mercure se réduisait en masse dans le corps pour être déposé dans une cavité quelconque, comme le crâne, l'intérieur des os, etc. ; mais ce fait n'a jamais été prouvé par l'autopsie.

L'époque à laquelle la salivation est le plus à craindre, c'est ordinairement vers la cinquième ou la sixième friction.

5° *Affections nerveuses.* On reproche au mercure d'agir sur le système nerveux et d'occasionner des tremblements, l'épilepsie, la manie. Le tremblement des muscles peut-il être l'effet de son administration? On s'est appuyé de l'exemple de ceux qui travaillent au mercure et qui en sont très souvent affectés. Cependant M. Cullerier n'a jamais vu survenir ces accidents à la suite de l'usage du mercure par les frictions, d'où il a conclu que le mercure, considéré comme médicament, agissait différemment que celui qu'on emploie dans les arts, où souvent il est mélangé, comme on le sait, avec du plomb.

Le mercure peut-il donner naissance à l'épilepsie et à la manie? Les ennemis de ce médicament l'ont avancé dans leurs ouvrages ; mais il n'y a aucun fait avéré qui le prouve d'une manière à ne pouvoir en douter. De ce qu'un homme a été attaqué, pendant le cours de sa vie, de manie ou d'épilepsie, il ne s'ensuit pas que ce soit un traitement antivénérien par les frictions, qu'il aura subi, qui en soit la cause. C'est cependant la manière dont ont raisonné plusieurs personnes, en alléguant que la moitié des maniaques de Charenton avaient été traités par ce remède. Mais, avant d'en tirer cette conclusion, il fallait examiner avec soin l'époque de l'apparition de ces effets secondaires et considérer s'il n'y avait pas dans la vie des individus une cause plus probable et plus ordinaire de ces affections mentales. C'est ce que tenta M. Cullerier : il observa que chez presque tous ces malades la manie s'était déclarée huit ou dix ans après la guérison de la maladie vénérienne, et qu'elle était survenue à la suite de vives affections de l'âme, comme un amour malheureux, les revers de fortune, la perte de parents, etc. N'était-il pas illogique dans ces cas d'attribuer au traitement mercuriel des phénomènes nerveux qui avaient paru si longtemps après et dont la cause véritable était si évidente ?

Pendant longtemps cependant on a cru que

le mercure agissait sur les nerfs et produisait des affections nerveuses très multipliées, au point qu'on disait d'une personne qui les éprouvait qu'elle *tombait de son mercure*. C'est surtout à Bicêtre que l'on observa ces prétendues chutes mercurielles parmi les femmes; mais M. Cullerier s'aperçut bientôt que la plupart des malades n'en étaient affectées que par imitation ou volontairement. Quelques punitions qu'on leur infligea, quelques terreurs qu'on leur inspira, suffirent pour rendre à ces individus toute leur tranquillité; des gens mal disposés en faveur du mercure n'auraient pas manqué, pour le faire tomber en discrédit, d'opposer ces faits qui ne tenaient pas véritablement à son action. On voit par-là combien il faut être en garde contre ce que disent les auteurs théoriciens et ne pas toujours les croire sur parole.

2e *méthode : par l'onguent mercuriel pris à l'intérieur.*

On a donné l'onguent mercuriel à l'intérieur, soit seul, soit mélangé avec le savon : on a prétendu que c'était un excellent antivénérien; mais plusieurs expériences ont prouvé qu'il n'était pas aussi efficace qu'administré à l'extérieur; il est en outre, comme toutes les substances grasses, désagréable à prendre, nauséabond, lourd sur l'estomac, et occasionne de mauvaises digestions. Dans ces derniers temps, on a voulu de nouveau le préconiser; mais les mêmes inconvénients suffisent pour en faire abandonner l'usage.

3e *méthode: par les fumigations.*

Le mercure a aussi été donné en vapeurs, et les fumigations ont été administrées dès le commencement de la maladie vénérienne. Cette méthode a pu quelquefois être suivie de succès, surtout quand on ne la considère que pour les affections locales; mais il serait aussi absurde aujourd'hui de les regarder comme inutiles que de les croire souveraines et suffisantes. On a administré ces fumigations de différentes manières: dans un temps on mettait les malades dans une petite chambre où l'on faisait brûler du cinnabre; ils se trouvaient ainsi plongés dans une atmosphère mercurielle. Mais l'emploi de cette méthode était dangereux : le mercure portait à la tête et produisait des céphalalgies violentes ; il passait dans les poumons avec l'air qui s'y introduit et occasionnait de fortes irritations.

Ces deux raisons firent proscrire les fumigations mercurielles ; mais on y revint aussitôt qu'on eut trouvé des machines qui non-seulement préservaient la tête de l'action du mercure, mais encore permettaient qu'on ne dirigeât cette vapeur que sur une partie seulement. On se sert ordinairement du sulfure de mercure (cinnabre), parce que cette substance brûle avec plus de rapidité. On a conseillé encore d'autres préparations mercurielles; mais il faut user de beaucoup de précautions dans leur emploi, parce que le mercure, s'élevant en vapeur et sous forme de métal (ce dont on s'assure en raclant la partie qui a été soumise à la fumigation), est susceptible de produire le même effet que lorsqu'on l'emploie dans les arts, c'est-à-dire de donner lieu au tremblement des membres. On doit réduire le cinnabre en poudre et ne le verser que peu à peu sur les charbons ardents. Si on en mettait une trop grande quantité à la fois, une partie se volatiliserait, tandis que l'autre serait précipitée. Lorsque la fumigation est opérée, le malade doit garder le lit et y entretenir une douce chaleur. Le mercure pénètre dans le corps et est susceptible d'y produire les mêmes accidents que nous avons assignés aux frictions, tels que l'irritation de la peau, du tube digestif, la salivation, etc.

4e méthode : par les pilules mercurielles.

Les pilules mercurielles sont un composé de mercure coulant, de différentes substances purgatives et d'une liqueur acide.

Connues depuis longues années sous le nom de *pilules de Barberousse*, elles ont été reproduites dans ces derniers temps sous le nom de *pilules de Belloste*. Ces deux genres de pilules ne diffèrent que par les purgatifs et l'acide qui entrent dans leur composition : dans les premières, le diagrède, la rhubarbe en poudre et le suc de limon sont mis en usage ; dans les secondes, c'est le jalap qui correspond au diagrède, la scammonée qui remplace la rhubarbe, et le sirop de vinaigre qui tient lieu de suc de limon ; le mercure entre dans la composition des unes et des autres, et il est probable qu'il y existe à l'état d'oxyde.

Leur effet est extrêmement varié : seules, elles échouent la plupart du temps ; mais, comme moyen auxiliaire, elles offrent de grands secours, surtout lorsqu'on a à combattre des engorgements chroniques des ganglions lymphatiques. Ces pilules ne doivent guère être employées en même temps que les autres remèdes antivénériens, car elles excitent alors une salivation abondante et orageuse.

On les donne depuis dix, douze, jusqu'à vingt-quatre grains, suivant la force du sujet. Quand on veut purger avec ces pilules, on prescrit ordinairement celles de Belloste ; mais on sent bien ici que le mercure qui entre dans leur composition est entièrement inutile et que les évacuations sont dues aux remèdes purgatifs. On augmente alors la dose, et on les donne depuis un demi-gros jusqu'à un gros. Pour empêcher leur effet trop violent sur le canal intestinal, on administre la dose en deux fois différentes : par exemple, on en donne la moitié le soir en se couchant ; le malade a quelques selles pendant la nuit ; le lendemain matin on lui fait prendre le reste. Cette méthode est plus douce et n'a pas l'inconvénient de produire des coliques ; mais en général on doit peu en faire usage chez les enfants à cause de la violence des purgatifs qui entrent dans leur composition.

5e *méthode : par les sels mercuriels.*

Parmi les sels qui ont pour radical un acide minéral, on distingue le *deutochlorure de mercure*, très fréquemment employé pour la guérison de la syphilis. Regardé d'abord comme un poison violent, il a tour à tour paru et disparu de la matière médicale, et n'y a été rétabli d'une manière fixe que depuis qu'il a été employé avec méthode. C'est surtout Van-Swieten qui l'a mis le plus en vogue. Ce praticien lui donnait une préférence exclusive; il le donnait à la dose d'un tiers ou d'un demi-grain jusqu'à la quantité totale de douze grains dissous dans une pinte d'eau-de-vie de grains. Les symptômes vénériens disparaissaient très promptement par l'usage de ce médicament que l'on a conservé depuis, mais dans la préparation et l'administration duquel on a porté quelques changements. Comme on s'est aperçu que des rechutes avaient souvent lieu après la disparition rapide de ces symptômes, des médecins sages ont pensé que douze grains ne suffisaient pas pour procurer une guérison radicale et en ont porté la dose à dix-huit grains pour les symptômes primitifs. On a encore abandonné l'eau-de-vie de grains dont se servait le médecin hollandais, et l'on se contente aujourd'hui de faire dissoudre ce sel dans une pinte d'eau distillée, dans laquelle il perd une grande partie de son goût cuivreux et métallique, si désagréable pour certaines personnes.

Le deutochlorure de mercure (sublimé corrosif) peut être employé de plusieurs manières contre la maladie vénérienne.

1° *En boissons*. Pour prendre le deutochlorure de mercure par la bouche, le malade doit être préparé comme nous l'avons dit à l'occasion des frictions mercurielles. Ici cependant les précautions hygiéniques relatives à l'air et aux occupations ordinaires ne sont pas aussi indispensables. Le malade pourra vaquer à ses affaires, pourvu qu'il use du même régime et qu'il évite les affections trop vives de l'âme.

La dose de ce sel est ordinairement d'un demi-grain par jour ; cependant on doit la diminuer suivant la susceptibilité des individus et la force de leur tempérament.

On verse l'eau distillée qui tient en dissolution le demi-grain de sel mercuriel dans un liquide quelconque, pourvu qu'il soit mucilagineux : ainsi la tisane d'orge, de graine de lin, le lait, l'eau et le sirop de guimauve, etc., peuvent être employés indifféremment; c'est ainsi qu'on diminue l'action trop vive du médicament en enchaînant pour ainsi dire ses molécules. S'il occasionnait encore trop d'irritation ou que les individus fussent trop faibles, il faudrait l'administrer dans l'alcool composé avec la gomme arabique.

Faut-il donner cette dose d'un demi-grain à la fois, ou bien à plusieurs, comme à deux ou trois reprises dans la journée? Cette dernière méthode est préférable; elle occasionne moins de dégoût et moins d'irritation à l'estomac.

La quantité de dix-huit grains suffit ordinairement pour guérir les symptômes primitifs. Leur disparition a lieu même quelquefois avant que le traitement soit complet; mais pour cela il ne faut point en cesser l'usage, car ils ne tarderaient pas à se manifester de nouveau. Cette dose peut être portée jusqu'à vingt, vingt-quatre, et même vingt-huit grains pour les accidents rebelles, les engorgements indolents;

enfin elle sera plus considérable encore, et quarante à cinquante grains suffiront à peine, pour guérir radicalement les symptômes consécutifs de la maladie vénérienne très ancienne.

Si quelques praticiens ont regardé la dose ordinaire d'un demi-grain comme trop forte, d'autres, au contraire, ont pensé qu'elle était trop faible et ont conseillé de la porter à un grain; mais cette quantité pourrait être nuisible et miner lentement la santé de l'individu.

Il est des malades qui répugnent à cette saveur métallique de la dissolution et la vomissent aussitôt qu'ils l'ont avalée; dans ce cas il en faut suspendre l'usage et recourir à une autre méthode de traitement.

La liqueur de Van-Swieten a, sur les frictions, l'avantage, 1° de permettre aux malades de vaquer à leurs occupations, 2° de pouvoir être administrée à l'insu des personnes qui nous environnent, 3° d'être moins désagréable et plus propre, 4° de ne point assujétir à des règles de régime aussi sévères, 5° enfin de ne pas être accompagnée d'accidents aussi graves; par exemple, la salivation est beaucoup plus rare, et, quand bien même elle arrive, elle est beaucoup moins intense.

On a prétendu cependant que le deutochlorure de mercure avait de grands inconvénients, que c'était un poison très violent. Sans doute, c'est un poison très actif si on ne l'administre pas avec prudence. Mais combien de poisons produisent de bons effets entre des mains habiles! Le tartrate antimonié de potasse, l'opium, etc., dont on se sert avantageusement dans la pratique de la médecine, produisent les plus grands accidents, la mort même, si on les administre mal.

Le plus grand reproche que l'on fasse au sublimé corrosif, c'est de porter son irritation sur les poumons et de produire la phthisie pulmonaire. On allègue pour preuve que la plupart des individus qui meurent phthisiques avaient subi dans un temps plus ou moins éloigné un traitement mercuriel sous forme de sel. Mais s'ensuit-il que ce dernier ait donné lieu à l'affection du poumon, et ne peut-on pas faire dans ce cas les mêmes réflexions que celles que nous avons faites à l'égard des frictions pour les maladies nerveuses?

Ce qui prouve que ce médicament n'est pas aussi nuisible qu'on l'a prétendu, c'est qu'administré chez des individus extrêmement faibles, il n'a produit aucun accident, et a au contraire accéléré la convalescence.

Dans le cas où, pris à trop forte dose, le sublimé produirait des coliques violentes et des vomissements douloureux, il ne faudrait pas chercher des moyens pour en opérer la décomposition dans l'estomac, mais sur-le-champ faire boire au malade une grande quantité de liquide adoucissant et mucilagineux, comme le lait, la dissolution de gomme arabique. C'est ainsi qu'à l'hôpital du Midi on parvint à faire disparaître les accidents qu'une trop forte dose de ce remède, administrée par erreur, avait occasionnés : aucun malade ne succomba.

2° *En pilules.* Le deutochlorure de mercure a encore été administré en pilules. La meilleure manière de les faire consiste à réduire le sel en poudre impalpable et à l'incorporer avec la gomme arabique et l'extrait de bourrache ; chaque pilule devra en contenir un huitième de grain.

Elles n'ont pas, comme on pourrait d'abord le croire, l'inconvénient de se fixer sur un seul point de l'estomac et de corroder cette partie; le grand verre de boisson que l'on fait prendre immédiatement après leur sert de véhicule, et les rend semblables au sublimé dissous dans l'eau distillée.

Par cette méthode on évite le goût désagréable et métallique. Quelquefois cependant les premières pilules produisent de légères coliques et des selles abondantes ; mais bientôt le canal intestinal s'y accoutume et n'en éprouve plus aucune sensation incommode.

3° *En lavements.* Quelques praticiens ont conseillé de donner le deutochlorure en lavements pour le traitement de la maladie vénérienne ; mais il est douteux que de cette manière il puisse procurer une guérison radicale. Donné à petite dose, nul doute que l'effet soit peu marqué ; et si l'on vient à augmenter la quantité du médicament, l'injection deviendra irritante, elle sera bientôt chassée par les contractions du tube digestif ; d'où il suit que l'absorption n'aura pas le temps de se faire. On pourrait donc tout au plus user de ces lavements comme moyens auxiliaires.

4° *En bains.* Les bains dans lesquels on fait dissoudre du sublimé ont eu quelques partisans. On a cru que l'eau ainsi chargée de ce sel pénétrait avec lui dans le corps, et qu'on évitait ainsi la saveur métallique de la dissolution. Mais ce moyen est très incertain par rapport à la chaleur du bain, à la quantité d'eau employée et à la disposition plus ou moins grande de la peau à l'absorption. On ne peut absolument déterminer la dose du médicament qui a été introduite.

On observe que les individus dont la surface du corps était parfaitement saine n'éprouvaient aucun accident de cette méthode ; tandis qu'on en voyait survenir de très inquiétants chez ceux dont les membres présentaient quelques éruptions ou quelques points ulcérés ; d'où l'on a conclu que dans le premier cas les effets pourraient être nuls, tandis que dans le second la dose pourrait être trop forte et produire des symptômes extrêmement fâcheux. D'ailleurs, comme cette méthode ne présente aucun avantage marqué sur les autres, on doit complètement y renoncer.

Méthode de Cirillo.

Le médecin de Naples mélangeait deux gros de deutochlorure de mercure avec deux onces d'axonge de porc ; il y ajoutait deux dragmes d'hydrochlorate d'ammoniaque, et formait ainsi une espèce de pommade qu'il employait depuis un demi-gros jusqu'à un gros. Les frictions se faisaient *notamment sur les pieds.*

Cette méthode a eu des succès entre les mains de son auteur, qui cependant l'a trop vantée. Elle a sur les frictions mercurielles ordinaires l'avantage de ne point exciter autant la salivation, et, comme on l'a prétendu, de guérir mieux qu'elles; mais cette dernière assertion est absolument fausse.

Les inconvénients qu'on lui a reprochés sont qu'on n'est pas sûr de la quantité de sublimé introduite par la voie de l'absorption; par sa trop grande activité la pommade excorie les parties sur lesquelles on l'applique. D'ailleurs Cirillo a remarqué lui-même que cette méthode ne réussit que dans le printemps et l'automne.

Si l'on ne doit pas exclure cette pommade de la catégorie des remèdes antivénériens, il ne faut pas non plus lui donner la préférence sur les frictions d'onguent mercuriel et sur le sublimé pris à l'intérieur; elle ne convient que comme moyen auxiliaire sur les pustules et les ulcères de mauvaise nature.

Méthode de Crare.

Le protochlorure de mercure a été employé contre la maladie vénérienne, le plus souvent en frictions. Crare, auteur de cette méthode, composait une pommade avec quatre gros de calomel et trois onces de cérat blanc ; avec elle il faisait faire sur les gencives des frictions de trois ou quatre grammes, et la salivation que l'auteur croyait nécessaire ne tardait pas longtemps à paraître.

Cette méthode a réussi quelquefois ; elle convient seulement dans les symptômes simples et commençants, elle échoue contre les symptômes graves et consécutifs. Elle a les inconvénients, 1° de procurer la salivation, 2° d'irriter fortement les gencives et la bouche.

Quoique certains praticiens l'aient suivie, elle n'a cependant jamais été une méthode générale. Il est d'ailleurs certain qu'elle ne convient que comme moyen auxiliaire.

Méthode de Keyser.

Parmi une foule d'autres préparations mercurielles, on distingue les pilules ou dragées de Keyser qui ont joui d'une très grande vogue.

Keyser composait ses pilules avec l'acétate de mercure, la manne, la gomme arabique, de chaque un gros; eau de rose, quantité suffisante pour faire soixante pilules.

Regardées comme nouvelles, ces dragées étaient connues depuis près de deux siècles, puisqu'on en trouve la formule dans Brassavole, en 1551, qui la rapporte encore d'après un autre auteur.

Cette méthode eut quelques succès; mais on peut imaginer qu'elle dut échouer souvent, car le nombre des pilules et la quantité de mercure étant toujours les mêmes, on sait que, suivant les symptômes, primitifs ou consécutifs, il faut en administrer une dose plus ou moins forte. Tombées dans l'oubli, ces dragées doivent y rester et peuvent tout au plus être employées comme médicament accessoire.

Biscuits Ollivier.

Ollivier, ancien membre de l'Académie royale de médecine, eut l'idée de composer des biscuits contenant des préparations mercurielles qu'il administrait dans les maladies syphilitiques. Nous ignorons si le mercure pris sous cette forme est plus efficace que par la méthode ordinaire : cela n'est guère probable ; mais, d'un autre côté, il est certain que les biscuits Ollivier sont quelquefois utiles dans la pratique, lorsqu'il s'agit, par exemple, de traiter des enfants qui se refusent à prendre les médicaments sous leur forme ordinaire ; ou bien encore lorsqu'on a à traiter des adultes qui ont une répugnance marquée pour les préparations mercurielles, qu'il faut ainsi leur dissimuler. Les biscuits Ollivier peuvent donc rendre quelques services ; il est seulement à regretter que l'inventeur en ait fait un remède secret.

De l'iodure de potassium.

L'iodure de potassium est un médicament dont l'action est héroïque dans une classe déterminée d'affections vénériennes, et il faut rendre à M. Ricord cette justice qu'il a été le premier en France qui ait répandu son usage au degré où il l'est aujourd'hui, en précisant surtout avec la plus grande rigueur les cas dans lesquels son emploi était susceptible de réussir.

Il ne faut pas croire, en effet, que l'iodure de potassium soit un médicament efficace dans toutes les formes de la syphilis. Les expériences déjà nombreuses qui ont été faites à cet égard prouvent le contraire.

Ainsi, l'iodure de potassium ne peut rien contre les accidents primitifs de la vérole, et il est aussi incapable de guérir le chancre primitif, par exemple, que de s'opposer par la suite à la production d'accidents consécutifs. Sous ce rapport donc, il ne saurait être comparé aux préparations mercurielles auxquelles il ne peut être substitué sans danger pour le malade.

Mais l'iodure de potassium est efficace toutes les fois qu'il s'agira d'accidents syphilitiques constitutionnels. Ici cependant une distinction mérite d'être établie. Les accidents constitutionnels de la syphilis ont été rangés, avec juste raison, par M. Ricord en deux ordres, les accidents *secondaires* et les accidents *tertiaires*. Les accidents secondaires ont pour siége ordinaire la peau, les muqueuses, etc.; les accidents tertiaires sont plus profondément situés; ils se rencontrent dans les os, le périoste, le tissu cellulaire, les muscles, etc. Or, au point de vue du traitement par l'iodure de potassium, cette distinction a une grande importance; car, d'après M. Ricord, les préparations mercurielles sont plus souvent couronnées de succès que l'iodure de potassium toutes les fois que l'on a affaire à des accidents secondaires.

Cela ne veut pas dire cependant que ce dernier médicament soit inefficace dans tous les cas d'accidents secondaires, loin de là; et, pour notre compte, nous avons vu des ulcérations vénériennes consécutives de l'arrière-gorge avec aphonie céder promptement à l'administration de l'iodure de potassium employé seul. L'efficacité de ce remède a même été tellement prompte qu'après dix à douze jours de traitement la voix était revenue, et les ulcérations marchaient rapidement vers la cicatrisation. Par conséquent l'emploi de l'iodure de potassium n'est pas à rejeter dans les accidents secondaires de la syphilis.

Toutes les fois que l'on aura à traiter des accidents tertiaires de la syphilis, tels que périostoses, exostoses, caries, nécroses, tumeurs gommeuses, etc., à notre avis il n'y a pas à hésiter : il faut préférer l'iodure de potassium aux préparations mercurielles. Outre que l'iodure de potassium est plus sûr peut-être dans ses effets curatifs, il a moins d'inconvénients que les mercuriaux.

Les faits qui attestent l'efficacité de l'iodure de potassium dans les cas dont nous parlons ne se comptent plus, tant ils sont maintenant nombreux. Pour notre compte, nous avons vu guérir rapidement des exostoses volumineuses de la clavicule, du tibia, etc., sous l'influence de ce seul remède, sans qu'il ait été nécessaire de soumettre le malade à un régime quelconque et sans le secours des sudorifiques. Nous avons également guéri par ce moyen d'autres accidents non moins graves.

L'iodure de potassium peut être administré de différentes manières.

On peut le faire prendre sous forme de potion, dont le malade avale une ou plusieurs cuillerées par jour. Sous cette forme ce médicament peut être administré pur, car sa saveur n'a rien qui soit bien désagréable; il n'y a pas d'inconvénient cependant à la masquer complètement en mélangeant chaque cuillerée que l'on prend dans un verre d'eau sucrée, de lait, etc., ou bien encore en l'associant à quelque tisane.

On peut le faire prendre en pilules si les malades préfèrent cette forme à la précédente. Il n'y a à cela aucun inconvénient pour l'action thérapeutique du médicament.

Enfin, on peut encore l'administrer en poudre, divisée par paquets. Comme l'iodure de potassium est très soluble, il suffit de mettre un paquet dans un verre de liquide.

Cependant il est une propriété de l'iodure de potassium que les praticiens ne doivent pas ignorer, c'est que ce médicament s'altère promptement au contact de l'air; il importe donc de ne le faire préparer en quelque sorte qu'au fur et à mesure de son emploi, ou bien de le conserver dans un flacon hermétiquement bouché.

La dose à laquelle il convient d'administrer l'iodure de potassium a varié beaucoup. Lors des premiers essais qui furent tentés en France, on craignait toujours le développement d'accidents sérieux, et on ne prescrivait cette substance qu'avec une réserve et une timidité trop grandes. Plus tard on est tombé peut-être dans un excès opposé, et on a été jusqu'à prescrire à des malades 25 à 30 grammes d'iodure de potassium par jour, et cela sans accidents notables.

Nous pensons que, pour être efficace dans les accidents tertiaires de la syphilis, l'iodure de potassium doit être donné d'abord à la dose de 50 centigr. par jour; puis on augmente successivement cette dose jusqu'à 1 gramme, 2 grammes par jour. On continue pendant quelque temps de cette manière, et ce n'est qu'après un premier résultat négatif qu'il convient d'augmenter la quantité d'iodure de potassium.

Comparativement aux mercuriaux, on peut dire que l'iodure de potassium ne donne lieu à aucun accident sérieux et inquiétant pour la suite. Notons cependant qu'à faible comme à forte dose il peut faire naître quelques petits boutons sur la peau, donner naissance à une conjonctivite, et même, dit-on, produire un commencement de salivation. Cette dernière propriété, qu'il doit sans doute à l'iode avec lequel le potassium est combiné, n'agit que bien rarement, et dans tous les cas cette salivation n'est jamais inquiétante, car elle reste toujours très modérée.

Quoi qu'il en soit, pour obvier aux inconvénients dont nous venons de parler, il suffit de suspendre pendant quelques jours l'emploi du médicament; de faire prendre au malade un ou deux bains simples s'il y a une éruption à la peau; de prescrire un collyre astringent si la conjonctive est enflammée, ou un gargarisme aluminé si les gencives sont agacées.

Une fois ces petites complications dissipées, on reprend l'iodure de potassium à la dose à laquelle on était resté, et on continue jusqu'à parfaite guérison.

Il est difficile de préciser d'une manière générale la durée du traitement par l'iodure de potassium; cela est subordonné au degré de développement de la maladie. Ordinairement il varie, en moyenne, entre six semaines et trois mois.

Nous dirons qu'il est prudent de ne pas cesser brusquement l'emploi du médicament aussitôt après la disparition de l'état pathologique qui a nécessité son emploi; il faut encore continuer l'iodure de potassium pendant une quinzaine de jours environ, en diminuant de jour en jour la dose à laquelle on était successivement arrivé.

Traitement par l'oxygène.

Le règne minéral, qui nous a fourni le mercure, nous donne un autre principe qu'on s'est avisé d'employer il y a environ une vingtaine d'années pour remplacer les mercuriaux dans le traitement de la maladie vénérienne. Pour administrer l'oxygène, on s'est servi de l'acide nitrique qui le contient en très grande quantité ; cet acide était donné à l'intérieur depuis un demi-gros jusqu'à deux gros dans une pinte d'eau.

Prôné d'abord par les Anglais, ce traitement fut employé en France, où les charlatans, surtout dans la ville de Lyon, l'ont beaucoup préconisé. Parmi les expériences que l'on tenta, les malades qui n'avaient que de légers symptômes guérirent; mais chez ceux qui avaient des bubons, des pustules, l'oxygène ne produisit aucun effet. La guérison des premiers put même être attribuée au repos, au régime, aux boissons délayantes, plutôt qu'à l'oxygène.

Ontre qu'il est inutile, ce traitement peut irriter les poumons au point de produire des hémoptysies ; il produit aussi quelquefois de violentes coliques.

On a aussi formé une pommade oxygénée au moyen de l'acide nitrique et l'axonge de porc, laquelle, quoique n'ayant aucune prise sur la maladie vénérienne, est employée cependant avec succès contre la gale. Elle ne réussit bien que pendant l'été et ne saurait convenir pendant les temps froids et humides. Dans le traitement des affections cutanées, on s'en sert comme moyen auxiliaire.

3° Remèdes antivénériens fournis par le *règne végétal.*

Ici se trouvent les bois sudorifiques principalement employés dans le traitement des maladies vénériennes.

Parmi les médicaments du règne végétal, les uns sont indigènes et les autres exotiques. Au nombre des premiers se trouvent les substances amères et aromatiques, comme le buis, la patience, la sauge, la bardane, le genièvre, le calamus aromaticus, tantôt donnés seuls, tantôt mélangés avec des substances purgatives. Il est certain que ces végétaux ont une propriété sudorifique plus ou moins marquée; cependant on ne les a employés que comme auxiliaires.

On les emploie encore lorsque, après avoir longtemps administré le mercure, on veut laisser prendre du repos au malade et lui donner le temps de se remettre un peu; ce qui ferait croire que ces remèdes ne sont bons que comme s'opposant et remédiant aux accidents produits par les antivénériens proprement dits.

Parmi les végétaux exotiques employés comme sudorifiques, on distingue le gayac. Employé d'abord par les Espagnols qui reconnurent ses bons effets dans les maladies cutanées dont les Américains étaient affectés, il fut introduit en Europe sous le nom de *saint-bois*. Sa décoction produisit des effets merveilleux.

Vers le milieu du seizième siècle, on découvrit un nouveau sudorifique appelé *salsepareille;* on reconnut en même temps qu'elle avait des propriétés antivénériennes ; on l'administra contre la vérole, et elle réussit, soit seule, soit mélangée avec le gayac.

La squine parut dans la pharmacopée antivénérienne à peu près à la même époque ; mais elle n'a jamais joui d'une grande réputation. On l'a rarement employée seule; presque toujours on l'a combinée avec les deux substances précédentes.

Le sassafras a aussi été rangé parmi les sudorifiques; ses principes sont à peu près semblables à ceux du gayac; mais il ne jouit réellement que d'une propriété aromatique assez agréable. Si on l'emploie encore aujourd'hui, c'est seulement pour aromatiser les tisanes, car il est celui des quatre bois sudorifiques qui jouit le moins des propriétés antivénériennes.

Abandonnés pendant presque tout le dix-septième siècle, ces sudorifiques ont reparu en France entre les mains des charlatans qui les présentèrent comme des remèdes nouveaux. C'est ainsi qu'on a vu représenter le sirop de Cuisinier de première, deuxième, troisième cuite, c'est-à-dire contenant par bouteille 1, 2, 3 grains de sublimé, et plus récemment le rob de Laffecteur. Ces deux remèdes ne sont que des décoctions de ces bois sudorifiques. Sans doute ils conviennent et peuvent guérir la maladie vénérienne, mais ce ne sont point des médicaments nouveaux.

Comme les sudorifiques seuls ne réussissent pas dans tous les cas, on a eu soin d'ajouter le sublimé dans le sirop. Il est vrai que M. Darcet l'y a cherché en vain par l'analyse chimique; mais, après avoir lui-même composé un sirop dans lequel entrait ce sel, il ne put l'y retrouver ensuite, d'où il conclut judicieusement que le sublimé peut exister dans le rob de Laffecteur sans donner des signes de son existence.

Quoi qu'il en soit, on donne les médicaments dont nous venons de parler, qui sont pris dans le règne végétal, en tisanes, en sirops, en électuaires, en poudre et en vin. Il est bon de noter que ce dernier n'a jamais été considéré comme antivénérien, et qu'on ne l'administre que comme auxiliaire des tisanes que l'on faisait prendre en même temps.

Pour faire ces tisanes, l'ébullition doit être très longue afin de les rapprocher beaucoup. On en donne à prendre trois ou quatre fois par jour, à la dose de 4, 6, 8 onces chaque fois, et dans les intervalles pendant la journée on donne à prendre une tisane faite avec le gayac qui a déjà servi.

Lorsqu'on fait prendre le sirop sudorifique,

on le donne matin et soir, à la dose de deux onces chaque fois; pendant le jour, on prescrit la tisane précédente.

Pendant ce traitement, on a égard aux règles d'hygiène, et l'on a soin, comme nous l'avons déjà observé, de recommander au malade de ne se permettre aucune espèce d'écart de régime.

Faut-il préférer le sirop à la simple décoction qui n'en diffère que parce qu'elle est moins rapprochée et qu'elle ne contient pas de sucre? Il n'y a pas grande différence entre ces deux médicaments; l'on peut s'en servir indifféremment. L'époque où le traitement est fini ne peut être déterminée; tout est subordonné à l'ancienneté de la maladie et à l'intensité des symptômes.

Les sudorifiques peuvent-ils guérir sans addition d'autres médicaments, et jouissent-ils évidemment d'une propriété antivénérienne? Il est certain qu'ils conviennent dans les maladies anciennes qui ont été affaiblies, soit par l'habitude, soit par les médicaments déjà mis en usage.

Cependant on a vu leur emploi être couronné du plus grand succès dans les affections primitives qui n'avaient point encore été attaquées.

Toutefois il ne faut y recourir que quand on n'aura pas d'autres moyens. La préparation mercurielle qu'on a le plus souvent employée avec les sudorifiques est le sublimé corrosif; quelquefois cependant on a mis en usage les frictions, mais à très petite dose. On a observé que la décoction, comme le sirop sudorifique, décomposaient le sublimé; en conséquence il ne faut y verser la dissolution de ce sel qu'au moment même de la prendre. Il ne faut pas croire cependant que cette décomposition neutralise totalement les effets du mercure; car peut-on douter de ceux du rob antisyphilitique de Laffecteur, où certainement il est décomposé?

L'usage le plus ordinaire de ces bois sudorifiques est en décoction ou en sirop; la poudre et les électuaires sont rarement employés. Mais doit-on, comme le veulent leurs partisans, les préférer aux préparations mercurielles? S'ils ont réussi quand ces dernières ont échoué, c'est que le virus vénérien avait déjà été beaucoup affaibli par elles. On peut dire, en général, que leurs effets sont assez marqués dans les affections vénériennes anciennes et déjà traitées par le mercure; mais celui-ci est infiniment préférable contre les symptômes primitifs; on l'a également vu produire une guérison complète lorsque les sudorifiques avaient manqué leurs effets.

DE LA MALADIE VÉNÉRIENNE

CONSIDÉRÉE CHEZ LES ENFANTS ET LES FEMMES ENCEINTES.

Les enfants sont susceptibles d'avoir toute espèce de symptômes vénériens.

Le plus ordinaire est l'ophthalmie, qui se manifeste le deuxième ou le troisième jour après la naissance, par un écoulement d'abord limpide, puis un peu plus consistant; les paupières se gonflent, deviennent extrêmement douloureuses; elle couvrent entièrement le globe de l'œil. Cette phlegmasie augmente les cinq ou six premiers jours, reste stationnaire pendant le même intervalle; la matière est peu à peu moins abondante, perd de sa consistance; les paupières se dégorgent et peuvent se mouvoir.

Mais toutes les ophthalmies ne sont cependant pas vénériennes chez les nouveau-nés; il en est qui dépendent d'autres causes, par exemple de la pression exercée sur l'œil dans un accouchement difficile. On les distingue aisément à la promptitude de leur apparition et à l'intensité moins grande des symptômes.

Les enfants ont aussi fréquemment des ulcères vénériens aux lèvres et à leurs commissures, dans l'intérieur de la bouche, à l'anus et aux parties génitales. Ces ulcères sont tantôt transmis par une nourrice malsaine, tantôt ils viennent du père ou de la mère infectés. Nous avons déjà fait sentir l'importance de cette distinction.

En général, les symptômes vénériens chez les nouveau-nés se manifestent depuis quelques jours, même jusqu'à dix semaines après l'accouchement. Cette époque passée, il est à présumer que les divers engorgements et écoulements qui surviennent tiennent à une autre cause.

On a cru reconnaître la présence du virus vénérien chez un enfant quand il vient au monde, par la peau ridée, flétrie; la face grippée, lorsqu'il présentait les caractères de la vieillesse et de l'amaigrissement. Cependant on a vu de semblables enfants naître de parents pauvres sans qu'on pût soupçonner l'existence du virus vénérien.

La bouche des enfants est souvent pleine d'aphthes que la misère et la faiblesse engendrent et que l'on connaît sous le nom de *muguet;* il faut y faire grande attention, car de semblables ulcérations peuvent dépendre du virus vénérien.

Les voies de contagion chez les enfants sont, 1° par la conception et la gestation, 2° par l'accouchement, 3° par l'allaitement. Plusieurs médecins prétendent encore de nos jours que le virus vénérien chez les enfants ne peut leur être communiqué pendant la gestation. On s'est fondé sur ce que chez eux les symptômes vénériens ne paraissent le plus souvent que quelques jours après la naissance. Cependant il n'y a rien qui empêche de croire que les enfants puissent être infectés par cette voie, et les faits d'ailleurs ne peuvent pas être révoqués en doute. On a vu des enfants porter en venant au monde des symptômes vénériens semblables à ceux dont leur père et leur mère étaient affectés. M. Cullerier nous en a rapporté deux exemples: l'un de pustules et l'autre de végétations. J'en ai vu trois exemples chez des filles soumises accouchées à l'hôpital des Vénériens.

Les enfants peuvent aussi être infectés de la

maladie vénérienne en buvant dans des verres qui ont servi à d'autres enfants actuellement infectés.

Lorsqu'une femme enceinte est attaquée de la maladie vénérienne, doit-on la traiter? Comme la méthode curative était autrefois très vicieuse, les femmes enceintes qu'on y soumettait avortaient très souvent, et l'on renvoyait à cause de cela leur traitement après la délivrance. Mais les avortements sont presque nuls aujourd'hui ; dès lors on n'a fait aucune difficulté de traiter les femmes enceintes. Le traitement doit être absolument le même, avec la précaution de ne l'entreprendre qu'autant qu'il peut être complet avant l'accouchement; comme cette fonction en exigerait la cessation, cette suspension serait toujours nuisible. Le nombre de bains devra aussi être beaucoup moindre : trois ou quatre suffisent pour toute la durée du traitement; il faut surtout éviter les fortes irritations du tube digestif, qui pourraient produire l'avortement; éviter la forte salivation, qui serait également nuisible à la mère et à l'enfant. Ces précautions doivent s'appliquer aux nourrices, qui demandent encore moins de bains, mais des aliments plus succulents.

Quant aux enfants, ils doivent être traités de suite. Les remèdes employés ont beaucoup varié; les onctions mercurielles, les fumigations, le mercure doux amalgamé avec la rhubarbe et le sucre, ont été tour à tour mis en usage.

Mais on a reconnu que le sublimé donné à la dose d'un vingt-quatrième ou d'un seizième de grain était beaucoup plus sûr. On peut le faire prendre dans le lait de la mère. La dose est, du reste, relative aux forces du malade et à l'intensité des symptômes de la maladie; les enfants d'ailleurs supportent très bien les remèdes antivénériens, et peut-être mieux que les grandes personnes.

MOYENS PROPRES A PRÉSERVER

DE LA CONTAGION.

Y a-t-il des remèdes propres à préserver de l'infection vénérienne? Les lotions après le coït, l'onction du membre viril avant de consommer l'acte de la copulation, ont été mises en usage.

L'onguent mercuriel dont on oint le pénis remplit deux indications, a-t-on dit : la première est d'attaquer les symptômes existants; la seconde de s'opposer à l'absorption du virus en bouchant les pores. Mais il est évident que cette couche graisseuse devient insuffisante si l'on reste trop longtemps en copulation ; et d'ailleurs les frottements qu'on exerce la détachent bientôt.

Il existe dans le vulgaire un préjugé qui consiste à croire que la maladie vénérienne ne se communique point quand on n'éjacule pas dans le vagin ; mais c'est évidemment une erreur.

Les soins de propreté chez la femme avant

et chez l'homme après le coït sont d'une grande utilité ; quelquefois les lotions entraînent toute la matière qui pourrait communiquer la contagion ; mais, malgré toutes ces précautions, on n'y est pas moins exposé si l'on reste longtemps à accomplir l'acte de la copulation.

Nous croyons néanmoins qu'il sera toujours bon après un coït suspect d'avoir recours à des lotions sur les parties génitales, faites avec le liquide suivant :

Chlorure d'oxyde de sodium.	15	gramm.
Ammoniaque liquide.	30	
Alcool camphré.	30	
Eau.	1	kilogr.

Pour lotions ou pour injections dans le vagin.

Une précaution qu'il importe encore de prendre toutes les fois que l'on a des relations avec une femme de mœurs équivoques consiste à uriner immédiatement après l'acte ; de la sorte les mucosités vaginales qui auraient pu s'introduire dans le méat urinaire sont chassées au dehors, et les chances de blennorrhagie sont moins grandes.

Cela est si vrai que l'uréthrite se gagne

surtout après des excès de coït, parce qu'alors l'éjaculation devenant de moins en moins abondante et l'acte durant davantage, le contact du mucus vaginal avec le pénis est plus prolongé d'une part, et d'une autre part l'éjaculation ne suffit plus pour balayer le mucus vaginal qui a pénétré dans l'urèthre.

On a encore parlé d'un moyen de prévenir le développement de la blennorrhagie et qui consisterait à faire immédiatement après le coït des injections, soit à l'eau simple, soit avec un liquide alcalin, dans l'urèthre. Cette précaution nous paraît sans valeur, parce que la matière purulente déjà introduite dans l'urèthre est d'abord chassée plus en arrière, et rien n'indique qu'elle sorte entièrement. L'action d'uriner est bien plus sûre, et en même temps plus facile à exécuter.

L'insuffisance de la plupart de ces moyens étant reconnue, on a cherché à interposer des corps souples entre les parties génitales au lieu de les mettre immédiatement en contact. On a fait avec le cœcum des agneaux des espèces d'enveloppes imperméables pour le pénis auxquelles on a donné le nom de *condoms*. Il faut que ces enveloppes aient assez de solidité pour résister au frottement, pour qu'elles ne soient pas déchirées ; ce dont on s'assure en soufflant dedans ou en y versant de l'eau ; il faut également les fixer solidement sur le pénis.

Malgré toutes ces précautions, l'individu n'est point encore entièrement à l'abri de la contagion du virus syphilitique, qu'il peut gagner par le scrotum qui s'applique sur les parties génitales de la femme, surtout si le coït est prolongé. Il faut s'abstenir de tout embrassement, de tout baiser, car on sait que l'infection se communique quelquefois par cette voie.

La maladie vénérienne doit-elle cesser à une époque plus ou moins éloignée? Les médecins anciens étaient dans cette opinion ; mais l'expérience est loin de prouver cette prévision.

Nous ignorons si un jour on trouvera un préservatif qui fasse à l'égard de la vérole ce que produit le vaccin pour la variole ; mais ce qu'il y a de certain, c'est que la maladie vénérienne ne diminue pas ; elle fait, au contraire, des progrès plus alarmants. Si, dès le commencement de son apparition, ses symptômes ont été plus graves, c'est qu'alors ils étaient moins connus ou plus négligés dans leur mode de traitement.

DE L'INOCULATION.

La syphilis a pour caractère spécifique de pouvoir être reproduite à volonté à l'aide de l'inoculation. Ce moyen artificiel a naturellement été mis à profit par les auteurs qui nous ont précédé pour élucider quelques-uns des points restés obscurs de la syphiliographie. Mais, nous devons le dire, depuis J. Hunter personne n'a mieux étudié cette question et précisé avec plus d'exactitude les éléments dont elle se compose que M. Ricord. C'est en vain que dans ces derniers temps on a essayé d'embrouiller ce sujet, d'opposer quelques faits mal observés peut-être, et dans tous les cas exceptionnels, aux lois générales établies par l'habile chirurgien de l'hôpital du Midi. Sa doctrine est aujourd'hui trop bien établie pour qu'il soit possible de la renverser par la critique peu réfléchie qui en a été faite.

L'inoculation doit être envisagée sous deux

points de vue : 1° sur les animaux; 2° sur l'homme.

Inoculation tentée sur les animaux. J. Hunter avoue n'avoir jamais réussi à inoculer le virus syphilitique à des animaux ; depuis, ces essais ont été répétés. MM. Cullerier et Ratier ont avancé que l'inoculation réussissait également bien, que le sujet fût un homme ou un *animal ;* mais c'est là une pure assertion que ces auteurs n'ont pas même essayé de justifier par quelques développements. M. Ricord dit avoir constamment échoué dans les tentatives qu'il a faites à cet égard.

La question en était restée là, et sa solution négative n'était douteuse pour personne, lorsque, dans ces derniers temps, M. Auzias-Turenne la reprit en sous-œuvre, pratiqua plusieurs inoculations sur des singes avec le pus provenant du chancre, et annonça avoir réussi. On le crut un instant; mais bientôt on fut frappé du procédé qu'employait l'auteur pour faire naître ce qu'il appelait un chancre artificiel. Il grattait, en effet, tous les jours la surface inoculée, enlevait le sang et la lymphe coagulée qui la recouvraient, l'observation lui ayant appris qu'en omettant cette précaution le résultat était nul. Si l'on prenait, au contraire, cette précaution, on obtenait, après trois, quatre ou cinq jours, une plaie arrondie, à bords assez régulièrement taillés à pic, en un mot, quelque chose qui simulait, à s'y méprendre, un véritable chancre. Mais l'expérience ne démontrait rien en effet, comme on l'a prouvé en produisant de toutes pièces une solution de continuité analogue à celle obtenue par M. Auzias-Turenne, en grattant tous les jours une petite plaie faite sur un singe auquel on n'avait pas inoculé le virus syphilitique. Ainsi donc, l'auteur de ces recherches obtenait une plaie simple, une sorte d'ulcération produite par des frottements réitérés, mais nullement un chancre véritable.

Une fois connue la cause de l'erreur, les expériences ont été abandonnées ; de telle sorte que l'on peut dire maintenant que la syphilis est une maladie propre à l'homme, et qui jusqu'aujourd'hui n'a pas encore paru susceptible d'être inoculée aux animaux.

Inoculation pratiquée sur l'homme. L'inoculation du principe syphilitique est un procédé artificiel qui se rapproche le plus, peut-être, des moyens naturels dont la nature dispose pour mettre en jeu *la* PROPRIÉTÉ CONTAGIEUSE des maladies vénériennes, sans lui ressembler cependant en toutes choses.

Cette première donnée étant établie, il sera plus facile de comprendre pourquoi toutes les formes de la syphilis, celles surtout qui sont susceptibles de se transmettre par *infection*, ne peuvent être néanmoins toujours reproduites par voie d'*inoculation*.

L'infection et l'inoculation paraissent au premier abord reposer sur le même principe, avoir une raison d'existence identique; et pourtant elles sont quelquefois en désaccord.

Si l'on veut rechercher un instant les causes qui sont susceptibles de nous expliquer la différence dans les résultats que l'on observe, on arrive bientôt à reconnaître que les circonstances au milieu desquelles l'infection et l'inoculation agissent présentent des différences notables.

L'infection se produit au milieu de conditions physiologiques momentanées; les tissus sur lesquels elle s'opère sont dans un état d'orgasme et de vitalité exceptionnel.

L'inoculation se pratique dans des conditions physiologiques constantes; les tissus sur lesquels on agit sont à l'état de repos et de vitalité normale.

Or, on ne l'ignore pas, les mêmes causes ne produisent des effets semblables qu'autant qu'elles opèrent au milieu de circonstances invariables.

Cela une fois admis, il sera facile, tout en reconnaissant la grande analogie qui existe entre l'infection et l'inoculation, de ne pas accorder une valeur exagérée aux objections que l'on a cru pouvoir tirer des différences exceptionnelles qu'elles présentent dans quelques cas.

A ces différences exceptionnelles près, on peut déjà établir en principe :

1° Les accidents syphilitiques qui sont susceptibles de se transmettre par infection sont également susceptibles d'être reproduits par inoculation.

2° De tous les accidents qui se développent sous l'influence du principe vénérien, les accidents primitifs *seuls* sont aptes à l'infection et à la contagion.

3° Les accidents primitifs eux-mêmes ne sont pas propres à se transmettre, soit par infection, soit par inoculation, à toutes les époques de leur durée; ils ne jouissent de cette double propriété que pendant un temps déterminé, intermédiaire à leur début et à leur tendance vers la guérison, que nous appellerons *état contagieux*.

Comme l'inoculation touche de près à la doctrine qui se généralise de plus en plus sur les affections syphilitiques, il importe d'entrer dans quelques détails.

1° Inoculation de la blennorrhagie.

Le muco-pus provenant d'une blennorrhagie uréthrale est-il susceptible de donner naissance à une affection semblable lorsqu'il est déposé sur la muqueuse génito-urinaire d'un individu sain? Assurément oui; des faits nombreux l'établissent suffisamment; et toutes les fois que l'on a cherché à rétablir un écoulement uréthral dans un but thérapeutique, on n'a pas procédé autrement.

Cependant il faut reconnaître deux choses:

La première, c'est que cette propriété d'inoculation, en tant qu'elle donne lieu à une maladie semblable à elle-même, atteste moins la présence d'un principe spécifique proprement dit que l'existence de la propriété générale dont jouissent quelques membranes muqueuses, lesquelles, lorsqu'elles sont enflammées, sécrètent une matière puriforme susceptible de reproduire, lorsqu'elle est mise en contact avec des muqueuses semblables, la même forme morbide. Ainsi, on n'ignore pas sans doute que, dans le coryza aigu, le muco-pus sécrété, mis en rapport avec les fosses nasales d'une autre personne, produit également un coryza aigu. Et cependant il est impossible d'admettre ici un principe spécifique, un virus vénérien ou autre.

La seconde, c'est que cette propriété d'inoculation, qu'elle donne naissance à une maladie semblable ou différente, n'existe pas à toutes les époques de l'inflammation uréthrale. Elle va, au contraire, en s'affaiblissant de plus en plus, et, arrivé à une certaine période de chronicité, l'écoulement uréthral n'est plus susceptible d'agir par voie d'inoculation.

Mais, s'il est incontestable que la blennorrhagie aiguë inoculée est apte à donner naissance à un écoulement blennorrhagique, en résulte-t-il qu'elle puisse, étant inoculée également, faire naître un chancre?

Expérimentalement, cette question a été résolue tour à tour par l'affirmative et par la négative. Elle touche de près, comme on le pressent, à l'identité et à la non-identité de la blennorrhagie et des chancres, et à ce point de vue sa solution aurait un haut intérêt pratique. Voyons donc quel est à cet égard l'état actuel de la science.

Hunter a pratiqué sur Babington l'inoculation du pus blennorrhagique, et il en est résulté le développement d'un chancre, ou du moins une ulcération qu'il a regardée comme telle. Trois ans après, le sujet inoculé a eu des accidents syphilitiques consécutifs.

Hernandez a répété plusieurs fois l'expérience de Hunter, et il prétend avoir échoué constamment, quoique cependant il soit survenu sur quatre jeunes gens des ulcérations ayant quelques-uns des caractères propres aux chancres.

M. Ricord, reprenant les expériences de Hunter et de Hernandez, a apporté dans son travail plus de rigueur comme expérimentateur et plus de logique comme écrivain. Le nombre d'inoculations de blennorrhagie qu'il rapporte s'élève à soixante-dix. Sur ce nombre il a obtenu soixante-quatre fois un résultat négatif; dans six cas seulement, il a observé la pustule caractéristique du chancre. Qu'en conclut M. Ricord? que la blennorrhagie inoculée est susceptible de produire quelquefois un chancre? Non, telle n'est pas sa doctrine... C'est qu'en effet la question n'est pas aussi simple qu'elle le paraît; et, en examinant avec impartialité le point en litige, on s'aperçoit bientôt que deux objections principales s'élèvent contre la conclusion que l'on tirerait naturellement de ces expériences.

D'abord, six succès sur soixante-quatre insuccès constituent une proportion bien faible et qui serait déjà en opposition flagrante avec les résultats obtenus à l'aide du pus pris sur un chancre à la période de progrès ou de *statu quo.*

La difficulté de l'inoculation dans le premier cas et sa facilité très grande dans le second sembleraient déjà attester quelques différences dans le principe morbide qui produit l'une et l'autre affection.

Ensuite, il existe, dans quelques cas de blennorrhagie, des chancres dans le canal de l'urèthre, et ces faits sont aujourd'hui connus de tout le monde; ces chancres ne sont pas toujours visibles, et, quand ils ne sont pas *indurés*, il est difficile, pour ne pas dire impossible, de soupçonner leur existence. Or, s'il existe un chancre dans le canal, si ce chancre se trouve être à la période d'*état contagieux* lorsqu'on pratique l'inoculation, n'est-il pas évident que le pus qu'il fournit sera inoculable, et qu'il surviendra une *pustule caractéristique* que l'on rapportera à l'action du pus blennorrhagique, tandis qu'elle appartient plutôt *de fait* à celle du pus chancreux? Aussi bien, il nous semble que, dans ses objections qui tendent plus à contredire qu'à prouver, M. H. Castelnau a fait preuve d'irréflexion en opposant un seul fait positif d'inoculation blennorrhagique qui lui soit propre aux nombreux résultats négatifs qu'il a lui-même obtenus.

Pour nous, nous pensons que les grandes lois en médecine, les lois générales, s'établissent sur une masse de faits analogues, et non sur quelques faits individuels qui, par cela même qu'ils sont exceptionnels, peuvent le plus souvent être rattachés à un autre ordre, à une autre catégorie de faits.

Il en résulte que plus un fait paraît s'isoler dans sa signification de tous les autres, plus il faut s'attacher à la recherche des différences qu'il présente avec eux; ces différences une fois saisies, le fait apparaît alors sous un autre aspect.

Tel nous paraît être le cas de la blennorrhagie simple non susceptible de donner par l'inoculation naissance à un chancre, et de la blennorrhagie compliquée de chancre dans le canal qui devient susceptible par l'inoculation de produire la pustule caractéristique.

2° De l'inoculation du pus chancreux.

Il eût été assurément très intéressant de savoir au juste si le pus provenant d'un chancre d'ailleurs inoculable était susceptible, lorsqu'il est mis en contact avec l'urèthre, de déterminer une blennorrhagie; car, à la rigueur, en admettant que l'inoculation du muco-pus blennorrhagique soit incapable de produire un chancre, il ne s'ensuit pas pour cela nécessairement que le pus chancreux ne puisse pas irriter la muqueuse uréthrale et la faire suppurer.

En effet, le pus chancreux doit être considéré sous deux aspects :

Comme *pus général* d'abord, sécrété par une surface ulcérée, et jouissant comme tel des propriétés irritantes qu'il présente dans tous les autres cas ;

Puis comme *pus spécial*, doué de propriétés virulentes.

Qu'y a-t-il donc d'impossible à ce que ces deux propriétés distinctes du pus chancreux se manifestent dans quelques cas isolément ? à ce que ce pus agisse tantôt comme pus général, tantôt comme pus spécial, produisant dans le premier cas une uréthrite, dans le second cas une pustule caractéristique ?

Ainsi, on le voit, à ce point de vue, on a eu tort de discuter longuement sur l'identité ou la non-identité du chancre et de la blennorrhagie comme affections spécifiques, puisqu'on n'avait pas suffisamment réfléchi à la valeur intrinsèque des faits dont on croyait s'étayer.

Après avoir fait comprendre combien il faut être réservé dans les conséquences que l'on doit tirer des faits de cet ordre, nous dirons d'ailleurs que les expériences d'inoculation de pus chancreux sur l'urèthre dans le but de provoquer un écoulement blennorrhagique ont été jusqu'ici peu nombreuses, assez mal faites en général, et par suite non concluantes; mais l'eussent-elles été davantage comme résultats obtenus, on a vu par ce qui précède qu'elles n'auraient pas encore beaucoup de valeur comme signification pathogénique.

Ce que nous venons de dire de l'inoculation du pus chancreux pratiquée dans le but de provoquer une blennorrhagie s'applique également à l'infection.

Mais la propriété principale du pus chancreux, c'est de donner naissance, lorsqu'il est inoculé d'après les règles, à une pustule caractéristique, qui devient elle-même un nouveau chancre.

Le chancre n'est pas susceptible de se reproduire par inoculation à toutes les époques de son existence.

Il faut d'abord qu'il soit suppurant, puis, d'après M. Ricord, qu'il soit à la période de progrès ou de *statu quo*. Lorsqu'il est à la période de réparation, c'est-à-dire lorsqu'il commence à marcher vers la cicatrisation, le pus qu'il fournit ne jouit plus de ses propriétés inoculables.

M. Ricord a peut-être eu le tort de vouloir apporter ici une trop grande précision. En effet, il y a quelquefois désaccord entre l'état matériel du chancre et les propriétés inoculables. Peut-être est-il plus rationnel de dire, avec MM. Cullerier et Ratier, que l'inoculation du chancre réussit d'autant mieux que l'on se rapproche davantage de son début.

Quoi qu'il en soit, lorsqu'on pratique l'inoculation du pus chancreux, soit au bras, soit à la cuisse, on observe, du troisième au quatrième jour, une pustule qui devient bientôt un nouveau chancre. Il faut alors se hâter de le cautériser jusqu'à sa base avec la potasse caustique ou le caustique de Vienne.

3° De l'inoculation du pus des bubons.

Ici les résultats obtenus ont varié ; MM. Cullerier, Ratier, Gibert, disent avoir échoué dans les tentatives qu'ils ont faites pour inoculer le pus provenant de bubons développés à la suite de chancres primitifs ou consécutifs. D'un autre côté, MM. Ricord, Ruef et plusieurs autres ont réussi ; il en résulte donc que le pus provenant des bubons suppurés est dans quelques cas inoculable.

Mais il importe d'établir une distinction capitale entre les différentes espèces de bubons.

Les bubons consécutifs ne sont pas susceptibles de fournir un pus inoculable.

Parmi les bubons primitifs, M. Ricord établit la distinction suivante :

Il existe des bubons sympathiques survenant dans le cours de la blennorrhagie ou pendant l'existence d'un chancre. Les vaisseaux lymphatiques ne sont pour rien dans leur production.

Ils ne sont pas inoculables.

Il existe des bubons se développant par inflammation des vaisseaux lymphatiques qui de proche en proche aboutit aux ganglions où ces vaisseaux vont se rendre.

Ils ne sont pas également inoculables.

Enfin il existe des bubons résultant de l'absorption par les vaisseaux lymphatiques du pus virulent qui existe à la surface du chancre.

Ils sont nécessairement inoculables.

Cependant ces bubons virulents dont le pus inoculé est susceptible de produire la pustule caractéristique du chancre ne sont pas inoculables à toutes les époques de leur durée. Il importe beaucoup, dans les idées de M. Ricord, que l'inoculation, pour réussir, soit pratiquée le plus tôt possible, car le pus perd bientôt ses propriétés spécifiques.

Le pus virulent ne conserve, en effet, la faculté inoculable que dans le premier ganglion correspondant aux vaisseaux lymphatiques qui l'ont charrié.

Cette circonstance fort curieuse explique suffisamment les résultats différents qui ont été obtenus par divers expérimentateurs, puisqu'à une certaine période de l'adénite, d'autres ganglions s'enflamment toujours consécutivement. Le tissu cellulaire ambiant participe également à l'état phlegmasique; il s'établit de la sorte une suppuration plus ou moins abondante et provenant de différentes sources. Or, comme il n'y a qu'un pus inoculable, celui du premier ganglion engorgé, si l'on prend pour l'expérience le pus provenant du tissu cellulaire sous-cutané, qui s'offre le premier, rien de plus naturel que l'on échoue dans ce cas; tandis que le résultat de l'inoculation est toujours positif si l'on a le soin de rechercher le pus ganglionnaire.

Nous venons d'envisager l'inoculation comme *méthode expérimentale* et d'indiquer les résultats qu'elle a pu fournir à l'étude des maladies vénériennes. Nous avons hâte de le reconnaître, ce moyen artificiel d'observation n'a pas été sans influence sur l'état actuel de nos connaissances en syphiliographie, et nous devons dire que la thérapeutique s'en est ressentie avec avantage.

Mais il ne faut pas demander à l'inoculation plus qu'elle ne peut fournir.... Pour conclure rigoureusement avec cette méthode, il faut des faits nombreux, car les résultats obtenus isolément n'ont une valeur définitive qu'autant qu'ils sont positifs; lorsqu'ils sont négatifs, leur signification reste souvent nulle.

Soit, par exemple, une ulcération suspecte : on veut s'assurer de sa nature véritable; on pratique l'inoculation. Si le résultat est *positif*, pas de doute possible: c'était un chancre. Mais supposons que le résultat soit *négatif*: en conclura-t-on que l'ulcération n'était pas chancreuse? On n'en aurait pas logiquement le droit, par cette raison que le chancre n'était plus peut-être à sa période inoculable.

Voilà donc une cause puissante d'erreur et qui provient de ce que, quoi qu'on ait avancé à cet égard, la période d'inoculation du chancre est assez mal limitée.

Ainsi, tout en souscrivant volontiers aux laborieuses et savantes recherches qui ont été faites à l'aide de l'inoculation, et en acceptant comme vraies les conclusions générales qui ont été tirées d'une série donnée de faits, nous croyons cependant qu'il faut, dans l'examen des faits particuliers, se tenir en garde contre les causes d'erreur que nous venons de faire pressentir par l'exemple précédent.

Ceci nous conduit naturellement à examiner *la valeur de l'inoculation* en tant que méthode applicable à la thérapeutique des maladies syphilitiques. Nous disons à la thérapeutique, parce que, s'il est démontré que l'inoculation éclaire le diagnostic de ces affections en permettant de distinguer celles qui sont virulentes de celles qui ne le sont pas, elle fournit, par cela même, des données très importantes pour le traitement.

Des avantages de l'inoculation.

Les avantages que l'on pourrait tirer de l'inoculation pour le diagnostic, dans les cas douteux, sont assez restreints, par cela même que les accidents consécutifs de la syphilis ne sont pas susceptibles de fournir des résultats positifs.....

Parmi les accidents primitifs, il importerait parfois de distinguer ceux qui sont inoculables de ceux qui ne le sont pas. Ainsi, dans la blennorrhagie, on ne pourra quelquefois reconnaître l'existence d'un chancre dans le canal qu'autant que le pus sera virulent, c'est-à-dire aura, par l'inoculation, donné naissance à la pustule caractéristique ; mais, d'un autre côté, comme on ne voit pas toujours le chancre et que l'on ne sait pas à quelle période il se trouve, l'absence de résultat ne sera jamais concluante, puisque ce chancre a peut-être dépassé la période à laquelle il est inoculable.

Ainsi, nous ne voyons pas trop, dans ce cas, les avantages d'une méthode qui, sur deux résultats opposés qu'elle fournit selon l'occurrence, doit en présenter un frappé à l'avance de nullité.

Dans les chancres situés à l'extérieur, l'inoculation peut être pratiquée avec connaissance de la période de l'ulcération ; sa signification a donc plus de portée ; mais par cela même l'inoculation est moins utile à pratiquer, puisque l'état matériel que présente le chancre suffit le plus souvent pour le diagnostic, en s'aidant encore si l'on veut du commémoratif. Il n'y a donc que dans quelques cas douteux que l'on aurait intérêt peut-être à savoir la vérité ; mais, même dans ces cas, quels inconvénients y aurait-il, après tout, à traiter l'ulcération suspecte comme réellement chancreuse? Aucun assurément.

Nous ne voyons guère qu'une seule circonstance dans laquelle l'homme de l'art puisse avoir intérêt à pratiquer l'inoculation d'une ulcération douteuse: c'est lorsqu'il s'agit de déterminer, en médecine légale, si, à la suite de viol ou de tentatives de viol, la victime a contracté des chancres ou si elle présente de simples ulcérations qui peuvent être le résultat de déchirures.

Dans les bubons nous avons indiqué les différentes causes qui pouvaient faire échouer l'inoculation; nous n'y reviendrons donc pas. Quel que soit l'intérêt que l'on ait sans doute à savoir si un bubon est ou n'est pas virulent, nous ne conseillerions pas, néanmoins, l'inoculation pour s'éclairer, parce qu'en définitive nous pensons que l'on courrait trop souvent risque de se tromper en regardant comme non virulents des bubons qui le seraient cependant, quoique le pus inoculé n'ait pas fourni de chancres pour les raisons que nous avons indiquées plus haut.

D'ailleurs, à quoi sert au praticien de savoir si un bubon fournit ou non un pus inoculable? La question, pour lui, ne doit-elle pas se borner bien plutôt à s'enquérir s'il existait ou non un chancre, puisque c'est en définitive sur l'existence ou l'absence de ce chancre qu'il doit le plus souvent baser sa thérapeutique?

Ainsi, nous sommes forcés de reconnaître que l'inoculation est une méthode qui doit rester purement *expérimentale*, et qu'elle n'est guère susceptible de passer dans la pratique en l'appliquant à chaque malade en particulier. C'est de ses résultats pris en masse qu'il faut faire son profit, mais ce ne saurait être sur chaque fait individuel qu'il faudrait se hâter de conclure.

Des inconvénients de l'inoculation.

Après avoir admis que l'inoculation n'offre pas d'avantages incontestables dans la pratique, il nous reste encore à examiner si elle est réellement exempte d'inconvénients.

Il faut reconnaître d'abord que ses dangers ont été exagérés beaucoup.

On a dit que probablement elle augmentait

les chances d'infection générale; nous ne le croyons pas, par la raison que le malade sur lequel on inocule un chancre en a déjà un, et qu'il n'est nullement démontré que les accidents consécutifs de la syphilis soient plus nombreux ou plus intenses en raison directe de la quantité de chancres coexistants.

Le nombre plus ou moins considérable de chancres doit ajouter aux chances d'infection générale ; mais, ce qui n'est pas la même chose, ce nombre peut bien être indifférent à la gravité des accidents consécutifs. Et puis (cette raison est peut-être la meilleure) on détruit sur place la pustule caractéristique avant qu'elle ait eu même le temps de devenir chancre, on la fait disparaître à l'instant où la maladie est encore locale.

Cependant, à ne considérer la pustule d'inoculation que comme affection locale, nous devons reconnaître qu'elle n'est pas sans quelque inconvénient.

D'abord, c'est toujours une maladie nouvelle que l'on fait naître. La cicatrice qui résulte de l'emploi du caustique peut tarder à s'effectuer, de sorte que le malade est quelquefois guéri de son affection première avant de l'être de l'affection artificielle que l'on a produite, ce qui retarde en définitive sa guérison.

La cicatrice qui en résulte peut mettre 15, 20, 30, 40 jours et plus à être complète.

Elle est dans quelques cas le point de départ de divers accidents : érysipèle, phlegmon, décollement, etc.

Elle laisse toujours une cicatrice plus ou moins grande.

Enfin, si l'on venait à généraliser l'inoculation, il faudrait toujours procéder avec les plus grands soins dans la cautérisation ou l'ablation totale de la pustule, pour ne pas laisser à sa place une surface encore imprégnée du virus inoculé.

Pour ces différents motifs : d'un côté l'absence de résultats certains immédiatement applicables dans un cas donné, de l'autre la possibilité de prolonger la durée de la maladie, de voir survenir quelques-uns des accidents mentionnés plus haut, nous n'hésitons pas à proscrire l'inoculation de la pratique des affections vénériennes.

FORMULAIRE

DES MÉDICAMENTS LES PLUS USITÉS DANS LE TRAITEMENT

DES MALADIES VÉNÉRIENNES.

SOLUTIONS.

Pr.	Gomme arabique. . .	4	gramm.
	Eau bouillante.	150	
	Sirop de capillaire. . .	60	

Lorsqu'on craint de trop irriter les voies digestives en prescrivant pure la liqueur de Van-Swieten, on se sert de cette potion comme de véhicule.

Pr.	Baume de copahu. . .	45 gramm.
	Sirop de Tolu.	45
	Eau de roses.	125
	Gomme arabique. . .	30
	Ether nitrique.	4

A prendre moitié le matin et moitié le soir, pour achever la guérison des gonorrhées anciennes.

Pr.	Eau distillée de menthe. . .	ãã 60 gramm.
	Alcool.	
	Baume de copahu.. , . . .	
	Sirop de capillaire.	
	Eau de fleurs d'oranger. . .	4
	Ether nitrique.	4
	Mêlez.	

C'est la potion de Chopart dont on prend deux cuillerées à soupe le matin, une à midi et l'autre le soir. Il faut continuer ce traitement douze à quinze jours, en agitant chaque fois la bouteille. — On l'emploie dans les blennorrhagies et dans les gonorrhées.

Pr.	Deuto-chlorure de mercure.. .	6 décigr.
	Eau-de-vie de grains..	1 kilogramm.

On a ainsi la liqueur de Van-Swieten, dont on prend deux cuillerées par jour comme traitement des accidents syphilitiques primitifs ou consécutifs.

On peut encore varier cette liqueur en augmentant ou diminuant la quantité de sublimé corrosif qui entre dans sa composition. Lorsqu'on l'emploie pour l'usage externe, il faut mettre au moins 5 centigr. de deuto-chlorure de mercure pour 30 gramm. d'eau distillée.

Pr. Deuto-chlorure de mercure. 1 gramm. 50 cent.
Eaux de chaux. 500
Mêlez.

On a ainsi l'eau phagédénique, que l'on emploie à l'extérieur pour traiter des pustules rebelles, des dartres opiniâtres de nature syphilitique.

Pr. Proto-chlorure de mercure. 4 gramm.
Eau de chaux.. 125
Mêlez.

Recommandée par Swediaur pour le pansement des ulcères vénériens indolents.

Pr.	Sulfate de cuivre.	2 gramm.
	Eau distillée.	500

Contre les chancres indolents, les pustules humides.

Pr.	Cyanure de mercure. . .	8 décigr.
	Eau distillée.	1 kilogr.

A prendre depuis une demi-cuillerée jusqu'à deux cuillerées par jour.

Pr.	Mercure purifié.	4 gramm.
	Gomme arabique pulvérisée.	15
	Sirop diacode.	Q. S.

Triturez dans un mortier de marbre jusqu'à ce que le mélange devienne uniforme, en versant goutte à goutte le sirop diacode ; puis on ajoute :

Lait de vache bouillant. . 250 gramm.

C'est le lait mercuriel de Plenck, qui est employé en gargarisme dans les angines vénériennes.

Pr.	Goudron de France pur.. .	500 gramm.
	Eau commune froide.	15 kilogr.

Laissez huit jours dans un vase, en agitant de temps en temps le liquide avec une baguette, puis décantez et filtrez.

On a ainsi l'eau de goudron, dont on fait usage à l'intérieur dans les gonorrhées rebelles.

Pr. Sulfure de potassium. . . . 125 gramm.

Que l'on met dans un bain ordinaire après l'avoir au préalable dissous dans une petite portion d'eau chaude. On a alors un bain sulfureux auquel on a quelquefois recours dans quelques affections vénériennes de la peau.

TISANES.

Outre les tisanes de chiendent, d'orge, de lin, de houblon, etc., qu'il n'est pas nécessaire d'indiquer d'une manière spéciale, on fait encore un fréquent usage dans la pratique des tisanes suivantes :

Tisane de gayac.

Pr. Gayac râpé. . . . . 125 gramm.
Eau commune.. . . 2 kilogr.

Faites macérer 12 heures, réduisez à moitié et ajoutez sur la fin :

Racine de réglisse. . 30 gramm.

Tisane de salsepareille.

Pr.	Salsepareille.	125 gramm.
	Eau commune. . . .	2 kilogr.

Faites macérer 12 *heures, broyez ensuite les racines dans un mortier de marbre et faites bouillir jusqu'à réduction de moitié.*

Tisane de salsepareille et de gayac.

Pr.	Salsepareille coupée. .	60 gramm.
	Gayac râpé.	30
	Bois de sassafras. . . .	8
	Réglisse effilé.	12

Faites macérer pendant 24 *heures dans* 2 *pintes d'eau qu'on fera réduire à moitié par un feu modéré. — Les deux dernières substances seront ajoutées seulement vers la fin.*

Tisane de Feltz.

Pr.	Salsepareille coupée.	100 gramm.
	Colle de poisson.	16
	Antimoine cru renfermé dans un nouet.	125
	Eau.	3 kilogr.

Faites bouillir à petit feu jusqu'à réduction de moitié,

le nouet étant suspendu dans le vase sans en toucher les parois.

Remède de Zittman.

Pr.	Racine de salsepareille.	4 hectogr.
	Eau.	7 kilogr.

Faites bouillir et ajoutez, après un quart d'heure, ces trois substances étant renfermées dans un nouet :

Alun purifié.	45 gramm.
Mercure doux.	16
Cinnabre antimonié.	4

Ajoutez ensuite vers la fin de l'ébullition :

Feuilles de séné.	90 gramm.
Racine de réglisse.	45
Semence d'anis.	16
Semence de fenouil.	16

Lorsque le liquide est réduit d'un tiers, on le met dans huit bouteilles.

C'est là la décoction forte de Zittman.

SIROPS.

Sirop sudorifique.

Pr.	Salsepareille hachée.	125 gramm.
	Gayac râpé.	125
	Eau commune.	2 kilogr.

Faites macérer 24 heures, ensuite réduisez à moitié sur un feu doux ; passez en exprimant, et ajoutez :

Sucre blanc.	1 kilogr.

Le malade en prendra 125 à 250 gramm. par jour.

Sirop de Cuisinier.

Salsepareille.	1 kilogr.
Eau.	7

Faites infuser 24 heures, réduisez à moitié ; répétez deux fois la même opération sur le marc, après avoir décanté la liqueur ; mêlez ces trois décoctions auxquelles il faut ajouter :

Fleurs de bourrache.	ãã 60 gramm.
Roses blanches.	
Anis.	
Séné.	45

Faites bouillir jusqu'à réduction de moitié et ajoutez :

Sucre.	} āā	1 kilogr.
Miel.		

Ce sirop est ajouté ordinairement à la décoction de salsepareille; dans la proportion d'un demi-verre trois fois par jour.

ONGUENTS.

Onguent mercuriel simple.

Pr.	Mercure coulant. . . .	125 gramm.
	Axonge.	125

Triturez jusqu'à extinction parfaite du mercure.

Onguent mercuriel double.

Pr.	Mercure coulant. . . .	250 gramm.
	Axonge.	125

Onguent mercuriel belladoné.

Pr.	Onguent mercuriel. . .	30 gramm.
	Extrait de belladone. .	2

En frictions sur le testicule dans l'épididymite blennorrhagique aiguë.

1re pommade résolutive.

Pr. Axonge. . . . . 30 gramm.
Iodure de potassium. . 4

2e pommade résolutive.

Pr. Axonge. . . . . 30 gramm.
Iodure de plomb. . . . 4

On emploie ces deux pommades spécialement dans les engorgements chroniques du testicule.

3e pommade résolutive.

Pr. Axonge. . . . . 30 gramm.
Proto-iodure de merc. 1

Cérat mercuriel.

Pr. Onguent mercuriel. . . 30 gramm.
Cérat simple. 60

Pommade de cyanure de mercure.

Pr. Axonge. . . . . 30 gramm.
Cyanure de mercure. . 1

Pommade au calomel.

Pr.	Cérat sans eau.	125 gramm.
	Proto-chlorure de mercure. . .	15

Onguent au précipité rouge.

Pr.	Onguent basilicum.	30 gramm.
	Deutoxyde de mercure.	4 à 6 gramm.

EMPLATRES.

Ils sont la plupart fondants, et se préparent d'après les procédés indiqués dans les traités de pharmacie. On distingue spécialement les emplâtres de diachylon gommé, de Vigo cum mercurio, de ciguë, fréquemment mis en usage dans les bubons indolents, les engorgements syphilitiques des testicules.

POUDRES.

Elles sont formées généralement par différents sels mercuriels sous forme de poudre, que l'on associe par parties égales au sucre, à la tutie. On peut les insuffler directement sur des ulcères, des pustules, etc., ou bien s'en servir pour des fumigations. On emploie fréquemment pour cet usage le cinnabre, le calomel, l'oxyde gris de mercure associés au benjoin, etc.

PILULES.

Pilules d'opium et de camphre.

Pr.	Extrait aqueux d'opium.	30	centigr.
	Camphre.	6	décigr.

Pour faire 6 pilules. — On commence par une pilule et l'on augmente ensuite si besoin est.

On les emploie dans les chaudepisses cordées.

Pilules d'opium et de ciguë.

Pr.	Extrait gommeux d'opium. . .	50	gramm.
	Extrait de ciguë.	4	

Pour faire 36 pilules; deux matin et soir.

Pilules astringentes.

P.	Térébenthine.	8 gramm.
	Cachou.	8
	Baume de copahu.	8

Pour faire 100 *pilules. — On en prend* 25 *par jour dans les écoulements chroniques.*

Pilules de mercure doux.

Pr.	Calomel.	4 gramm.
	Gomme adragant.. . . .	1
	Eau distillées.	Q. S.

Pour faire 72 *pilules; depuis une jusqu'à quatre par jour graduellement.*

Pilules mercurielles simples.

Pr.	Calomel.	2 gramm.
	Extrait de réglise.. . . .	4

Pour faire 36 *pilules.*

Pilules de Keyser.

Pr.	Acétate de mercure. . . .	30 gramm.
	Manne.	90
	Gomme arabique..	15
	Amidon.	15
	Mucilage de gomme adragant.	Q. S.

Faites des pilules de 30 *centigr. chacune; on en fera prendre de* 4 *à* 20 *par jour.*

Pilules de Sédillot.

Pr.	Onguent mercuriel simple. . . .	90 gramm.
	Savon médicinal.	60
	Amidon..	30

Divisez par pilules de 20 *à* 30 *centigrammes chaque; de* 2 *à* 10 *par jour.*

Pilules d'iodure de mercure.

Pr.	Proto-iodure de mercure..	5 centigr.
	Extrait de sureau.	60
	Réglisse en poudre.	Q. S.

Faites 8 *pilules; à prendre depuis* 2 *jusqu'à* 8 *et* 10 *par jour.*

Pilules de Zeller.

Pr.	Proto-nitrate de mercure.	50 centigr.
	Extrait noir de réglisse.	2 gramm.

Faites 60 *pilules. — On en administrera de* 2 *à* 6 *dans les* 24 *heures.*

Nous n'avons voulu rappeler, dans cet abrégé de formulaire des médicaments employés dans les affections vénériennes, que les préparations les plus usitées et dont nous n'avions pas eu occasion de parler dans le cours de l'ouvrage. Nous avons omis à dessein bon nombre de prescriptions magistrales que l'on retrouve dans toutes les pharmacopées, mais qui sont si rarement mises en usage à notre époque qu'elles rentrent plutôt dans le domaine de l'histoire que dans celui de la pratique.

TABLE.

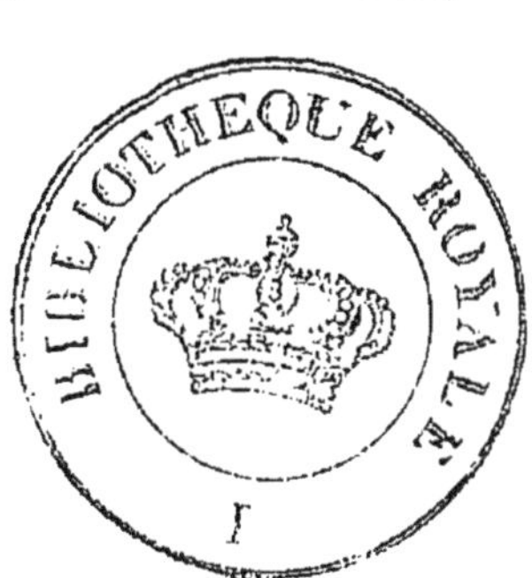
BIBLIOTHEQUE ROYALE

www.ingramcontent.com/pod-product-compliance
Ingram Content Group UK Ltd.
Pitfield, Milton Keynes, MK11 3LW, UK
UKHW012007240726
13965UKWH00001B/201